供五年制本科临床医学专业使用

儿科学课间实习指导

主　编　李丽华

副主编　（按姓名汉语拼音排序）

顾　珩　韩天艳　李翠萍　刘继凯　夏艳斌

编　者　（按姓名汉语拼音排序）

高玉娥　何　南　李晓香　刘春静　刘　伟

宋丽娅　孙　平　吴鸿波　徐　芸　杨红秀

臧莉莉　赵曼曼　周　丽

北京大学医学出版社

ERKEXUE KEJIAN SHIXI ZHIDAO

图书在版编目（CIP）数据

儿科学课间实习指导 / 李丽华主编 . —北京：北京大学医学出版社，2020.6

ISBN 978-7-5659-2195-7

Ⅰ. ①儿… Ⅱ. ①李… Ⅲ. ①儿科学 - 实习 - 医学院校 - 教学参考资料 Ⅳ. ① R72-45

中国版本图书馆 CIP 数据核字（2020）第 083258 号

儿科学课间实习指导

主　　编： 李丽华

出版发行： 北京大学医学出版社

地　　址：（100083）北京市海淀区学院路 38 号　北京大学医学部院内

电　　话： 发行部 010-82802230；图书邮购 010-82802495

网　　址： http://www.pumpress.com.cn

E - mail： booksale@bjmu.edu.cn

印　　刷： 北京捷迅佳彩印刷有限公司

经　　销： 新华书店

责任编辑： 郭　颖　毛淑静　**责任校对：** 靳新强　**责任印制：** 李　啸

开　　本： 787 mm × 1092 mm　1/16　**印张：** 12.5　**插页：** 2　**字数：** 320 千字

版　　次： 2020 年 6 月第 1 版　2020 年 6 月第 1 次印刷

书　　号： ISBN 978-7-5659-2195-7

定　　价： 45.00 元

前言

儿科学是研究从胎儿到青春期的儿童生长发育、疾病、疾病预防和疾病康复的一门综合性学科。儿科是针对儿童的一个小全科，涉及各个系统和器官，年龄跨度大，机体变化大，与其生长发育密切相关。儿科疾病与成人疾病有很大的差别，只有通过临床实践掌握和运用，才能真正理解儿科学的相关内容。本科生课堂的理论授课只是机械记忆，还需要将课堂内容与临床实际结合起来的桥梁，把学到的知识运用到临床中，即课间实习。教学过程遵循理论 - 实践 - 再理论 - 再实践的原则，这对于临床医师的成长十分重要。

课间实习是医学生必不可少的学习过程，是训练学生理论知识和临床实践相结合的重要阶段，是培养医学生临床技能的关键时期。实习前，学生们对所学的科目没有任何感官认识，通过实习可直观地认识课本中提到的一些知识点，提高学生们的学习兴趣，力求使学生在实习中把采集病史、体格检查、病历书写等所获得的资料进行归纳、综合、分析和判断，以加深对理论知识的理解。成功的课间实习能激发医学生学习的积极性，以及对未来工作的信心和憧憬，为毕业实习打下良好的基础，并能使其尽快适应医学生与医生之间的角色转换。

为更好地指导学生课间实习，我们各教学医院的带教医生，根据儿科学教学大纲和全国高等医学院校《儿科学》教材对儿科学教学的基本要求，编写了本课间实习指导。本书供五年制本科临床医学专业学生课间实习使用。

本书在编写过程中得到了首都医科大学各级领导、支教团专家的大力支持和精心指导，我们在这里表示诚挚的感谢。

对于本书内容不足之处，希望同行和学生们在使用过程中给予批评指正，使本课间实习指导再版时不断完善、提高。

编者

首都医科大学燕京医学院

内容简介

本书根据教学大纲和教材内容编写了11章，涉及儿科临床基础、营养性疾病、新生儿疾病、呼吸系统疾病、先天性心脏病、小儿腹泻及液体疗法、小儿造血特点及营养性贫血、小儿泌尿系统疾病、神经系统疾病、结缔组织疾病和感染性疾病与小儿结核病。正文内容包括重点难点提示、知识点扩展、互动问答、典型图片、流程图、课后习题等内容，以巩固教科书中所学的基本知识、基本理论，培养正确的临床思维方法，实现基础理论与临床实践的联系，为学生进入毕业实习打下坚实的基础。

李丽华

目　录

第一章　儿科临床基础……………………………………………1

第一节　儿科病历书写…………………………………………1
第二节　儿科体格检查…………………………………………6

第二章　营养性疾病…………………………………………11

第一节　蛋白质 – 热能营养不良　……………………………11
第二节　单纯性肥胖……………………………………………14
第三节　营养性维生素 D 缺乏性佝偻病　……………………19
第四节　维生素 D 缺乏性手足搐搦症　………………………25

第三章　新生儿疾病…………………………………………29

第一节　新生儿总论……………………………………………29
第二节　新生儿黄疸……………………………………………35
第三节　新生儿呼吸系统疾病…………………………………41
第四节　新生儿窒息……………………………………………50
第五节　新生儿缺氧缺血性脑病………………………………56
第六节　新生儿败血症…………………………………………61
第七节　新生儿寒冷损伤综合征………………………………65
第八节　新生儿低血糖症………………………………………68

第四章　呼吸系统疾病………………………………………71

第一节　小儿呼吸系统解剖生理特点…………………………71
第二节　支气管肺炎……………………………………………72
第三节　支气管哮喘……………………………………………79

第五章　先天性心脏病………………………………………85

第一节　先天性心脏病总论……………………………………85
第二节　常见的先天性心脏病…………………………………91

第六章　小儿腹泻病及液体疗法……106

第一节　小儿腹泻病……106

第二节　小儿液体疗法……113

第七章　小儿造血特点及营养性贫血……119

第八章　小儿泌尿系统疾病……127

第一节　小儿泌尿系统解剖生理特点……127

第二节　急性肾小球肾炎……128

第三节　肾病综合征……133

第九章　神经系统疾病……137

第一节　小儿神经系统特点……137

第二节　化脓性脑膜炎……138

第三节　病毒性脑炎……144

第四节　小儿惊厥……147

第十章　结缔组织疾病……150

第一节　风湿热……150

第二节　川崎病……154

第十一章　感染性疾病与小儿结核病……160

第一节　感染性疾病……160

第二节　小儿结核病、原发性肺结核、结核性脑膜炎……168

课后习题参考答案……174

彩插……193

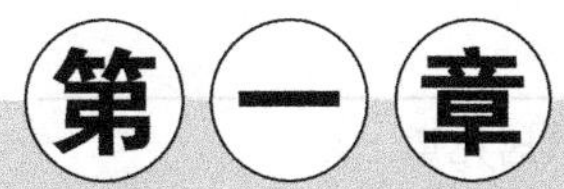

儿科临床基础

第一节　儿科病历书写

【学习目标】

通过本章的学习，面向学生做如下基本要求：

1. 掌握儿科病史采集和体格检查的特点。
2. 掌握儿科病历书写的格式和特点。

【本节提要】

病历反映了患者发病、病情演变、转归和诊疗的情况。病史和体格检查是诊断和治疗疾病的重要依据，正确掌握各年龄期小儿病历书写的特点，是儿科医生必备的重要基本功。本节主要内容包括以下几个方面：

1. 儿科病历书写基本要求，包括新生儿、学龄前、学龄儿童病历的特点。
2. 儿科病史的采集要点。
3. 病历的规范书写。

由于婴幼儿不能自述，所以需由家长或监护人代述，所提供的材料是否可靠，与他们接触小儿的密切程度及观察小儿的能力有关。

【重点难点】

1. 重点　儿科病史采集和体格检查的特点。

2. 难点　正确书写儿科病历。

一、儿科病史采集的技巧

病历书写的一般要求是客观真实、表达准确、书写规范。应重点问诊，且在查体时同步进行。

1. 一般项目　除包括姓名、性别、年龄、家庭住址等基本信息之外，还需要询问家长姓名、病史陈述者（与患儿关系）及可靠程度。其中年龄一项要准确，年龄是判断其生长发育水平是否正常、衡量其营养状况、推算其体重和用药量及输液量的基本指标（见表1–1–1）。

表 1-1-1　病历书写一般项目

姓名	许 ×	单位及职业	散居儿童
性别	男	住址	北京市通州区 ××× 小区 5 号楼 10-15
年龄	2 岁 2 个月	入院日期	2019 年 02 月 25 日
籍贯	北京市通州区	病历采集日期	2019 年 02 月 25 日
民族	汉族	病史陈述者	患儿母亲
婚姻	未婚	可靠性	基本可靠

注意：小儿年龄描述方式

新生儿（出生后几小时或天数）	婴儿（几个月几天）	幼儿（几岁几个月）
如生后 5 小时、出生后 2 天	如 8 个月 3 天	如 2 岁 2 个月

2. 主诉　就诊的主要症状（或体征）及其持续时间，应简明扼要，要有特征性（一般规定包括标点符号在内 20 个字以内）。

举例：发热、咳嗽 1 天；抽搐 2 次。

3. 现病史　本次发病到入院前疾病的起始、演变、诊疗等全过程的详细记录。现病史采集内容要点见表 1-1-2。

表 1-1-2　现病史采集内容

发病情况	症状的出现及演变过程 伴随症状	先后描述主要症状的部位和性质，与主要症状之间的相互关系，与鉴别相关的阳性或阴性资料
按时间顺序书写，发病前诱因	入院前在院外的诊治过程	患儿家长提供的药名、诊断需要加引号

通常常规询问患儿病后一般情况，如精神状况、食欲改变、睡眠、排尿、排便及体重增减情况。对于非直接导致本次疾病发生发展的、但与本次疾病诊治密切相关的情况，可在现病史后另起一段予以记录。

举例：患儿入院前 1 天无明显诱因出现咳嗽，初为单声咳嗽，继而为阵发性连声咳嗽，有痰不易咳出，伴有发热，体温最高 38.5 ℃。口服退热药后体温可缓慢降至正常，热峰 1~2 次 / 日。发热时抽搐 2 次，表现为双眼上翻，双上肢屈曲抖动，双手握拳，口唇发绀，颜面发白，呼之不应，持续 3 分钟自行好转，抽搐缓解后嗜睡。病程中无流涕、喘息、气促，无皮疹，无恶心、呕吐及腹痛、腹泻等不适。就诊于我科门诊，予以口服“头孢克洛”药物治疗 1 天，患儿仍反复发热，咳嗽剧烈。为求进一步诊治，门诊以“上呼吸道感染”收入病房。

患儿自发病以来，精神反应尚可，食欲一般，睡眠欠佳，排尿、排便正常。体重无明显增减。

患儿自入院前 7 个月因“疱疹性咽峡炎”后反复发生热性惊厥，共 6 次，于

首都儿科研究所诊治，“脑电图表现异常、头部磁共振成像表现正常”，诊断为“复杂性热惊厥，不除外癫痫可能”。自入院前5个月始口服“丙戊酸钠口服液（每次4.5 ml，每日2次）”后，未再抽搐发作。

4. 既往史　儿科病史一般不做系统回顾，重点询问内容见表1–1–3。

表1–1–3　既往史记录内容

项目	内容
与现患疾病相关或有关的疾病	例如对哮喘患儿、高热惊厥患儿应询问过去有无类似发作，发作前有无诱因等；对癫痫患儿询问既往有无窒息、颅脑损伤、颅内感染史；父母有无此类疾病史
既往健康情况	过去健康还是反复多病，曾患过哪些系统常见的疾病，如腹泻、肺炎、贫血、佝偻病、高热惊厥、肾炎等
传染病史	是否患过或接触过下列急、慢性传染病：肝炎、结核病等，记录发病年龄、经过、并发症及其结果
过敏史	药物（青霉素、头孢菌素等）、食物（乳类、鱼、蛋等）或其他过敏史及其主要表现。
预防接种史	是否按照国家计划免疫接种（如卡介苗、脊髓灰质炎疫苗、流行性脑脊髓膜炎疫苗等）

举例：患儿于入院前7个月曾有反复抽搐发作史，每次发作前均有发热诱因，患儿父母无此类疾病史。既往身体健康。否认药物、食物过敏史。否认输血史，否认乙肝、结核等传染病接触史。按国家计划免疫接种疫苗。

5. 个人史　新生儿、婴儿的个人史应详细记录。除与现病史有关的情况外，其他年龄小儿的个人史记录可酌简。

新生儿、婴幼儿个人史详细记录见表1–1–4。

表1–1–4　个人史记录内容

项目	内容
出生史	①胎儿、围生期情况（胎次、产次、足月否）。②生产情况（出生年、月、日及出生时体重，出生时有无窒息、发绀及畸形等）。③出生后情况（对新生儿或有相关疾病者应着重询问）。④患儿母亲妊娠期健康情况（有无感染用药及外伤史）
喂养史	母乳或人工喂养；有无溢乳、呕吐等。辅食添加情况。何时断乳，目前饮食情况，有无偏食、挑食。2岁以内患儿应重点询问
发育史	何时能抬头、会笑、独坐、站立及行走；出牙时间；何时会叫爸爸、妈妈及说单句。3岁以内患儿或有发育滞后者应重点询问生活习惯、活动、睡眠及排尿、排便情况

举例：患儿为第1胎第1产，足月顺产娩出，否认出生史异常，出生体重2700 g。患儿母亲妊娠期无特殊异常，生后母乳喂养至1周岁，规律添加辅食、钙剂及维生素A、D等，目前常规喂养，无偏食、挑食等。3个月翻身，6个月独坐，15个月独立行走，7个月出牙，8个月会叫爸爸、妈妈等，其生长发育同正常适龄儿童。

6. 家族史　简单概括要点见表1–1–5。

表1–1–5　家族史询问内容

项目	内容
父母亲情况	年龄、职业及健康情况，是否近亲婚配，母亲妊娠、生育次数，有无流产、死胎、早产、多胎及新生儿溶血症分娩史等
兄弟姐妹	按顺序问明每个人的年龄及健康情况，如死亡则记明死因。各家庭成员有无传染性、家族性疾病或有关遗传性病史
家庭环境	家庭卫生情况，患儿由何人照管，居住条件、环境

举例：父亲30岁，职员，母亲29岁，职员，父母体健，非近亲结婚，否认家族中有类似疾病史，否认家族遗传病、传染病等病史。家庭生活环境良好，平素由患儿母亲照顾。

二、体格检查

检查时须设法取得患儿合作。查体项目齐全，从上到下循序进行。检查顺序：原则上是先查易受哭闹影响的部位，如胸部（包括肺、心脏）、腹部（包括有无压痛、包块及肝、脾大小），后查对患儿刺激较大的部位，如咽喉部，其他非急需的检查及操作，可待患儿稍熟悉环境后进行。与现病史相关的项目要重点描述，需要专科病历的，要求专科检查项目要具体、全面。查体中须注意儿童与成人不同之处。

一般测量时，注意2岁以内应测量身长、头围、胸围，注意各年龄组生命体征的标准不同，如不同年龄小儿呼吸次数不同（新生儿40~45次/分，婴儿30~40次/分，幼儿25~30次/分）等。

举例：某患儿体格检查内容见表1–1–6。

表1–1–6　体格检查内容

项目	内容
生命体征	体温（T）39.8 ℃；脉搏（P）140次/分；呼吸（R）40次/分；血压（BP）85/56 mmHg；体重14.2 kg
一般情况	神志清楚，营养中等，表情自然，自主体位，抱入病房，查体合作
皮肤黏膜	全身皮肤红润，全身皮肤未见皮疹、黄染、出血点，无色素沉着，毛发分布、色泽未见异常，无皮下水肿

续表

项目	内容
淋巴结	全身浅表淋巴结未触及肿大
头颅五官	头颅外观无畸形，双眼结膜无充血，巩膜无黄染，双瞳孔等大、等圆，对光反射灵敏。鼻腔尚通畅、未见异常分泌物，无鼻翼扇动。口唇红润，咽部红，双侧扁桃体无明显肿大，未见脓苔，无疱疹
颈部	无颈抵抗，气管居中，甲状腺未触及增大，未闻及血管杂音
胸部	胸廓两侧对称，未见畸形，无吸气性三凹征
肺部	呼吸 40 次 / 分，双肺呼吸节律规整，双肺呼吸音粗，未闻及啰音
心脏	心前区无隆起，心尖冲动无弥散。心率 140 次 / 分，律齐，心音有力，未闻及病理性杂音及心包摩擦音
腹部	腹软，未见胃肠型及蠕动波，未触及包块及肿物，肝、脾无增大，腹部叩诊鼓音，肠鸣音正常，未闻及血管杂音
脊柱、四肢	脊柱、四肢无畸形，双下肢无水肿，四肢肌力、肌张力正常
肛门、外生殖器	未见异常
神经系统	生理反射存在，病理反射未引出

三、辅助检查

辅助检查指入院前所做的与本次疾病相关的主要检查及其结果。应分类后按检查时间顺序记录检查结果，如是在其他医疗机构所做的检查，应当写明该机构名称及检查时间。例如某患者血常规检查结果记录如下。

血常规（2019.02.25）：WBC 7.13×10^9/L，N 78%，L 11.3%，M 9.7%，Hb 135 g/L，PLT 7.13×10^9/L，CRP 1.42 mg/L。

四、入院诊断

主要疾病放在前，次要疾病放在后；原发疾病放在前，并发疾病放在后；急性疾病放在前，慢性诊断放在后；损伤中毒疾病放在前，非此类疾病放在后；传染性疾病放在前，非传染性疾病放在后；危及生命的疾病放在前，非严重的疾病放在后；花费高放在前，花费低放在后。例如某患者初步诊断结果记录如下。

初步诊断：

1. 支气管炎。
2. 热性惊厥。

五、医师签名

书写住院病历的医师必须签名。由实习医师或试用期医师书写的病历，签名后再由上级医师复阅审核，后者签署全名在其左方，以斜线隔开，格式如下：上级医师签名 / 实习医师签名。

（首都医科大学附属北京潞河医院　吴鸿波）

第二节　儿科体格检查

【学习目标】

1. 熟练掌握儿科体格检查的项目、技术和方法。
2. 了解儿科体格检查的特点。

【重点难点】

1. **重点**　儿科体格检查的顺序、技术和基本检查方法。
2. **难点**　掌握儿科体格测量。

一、体格检查准备工作

1. 体温表、量尺、磅秤、听诊器、血压计、合适袖带、压舌板等。
2. 检查地点需光线充足、安静、环境温暖。
3. 准备玩具。
4. 戴口罩。
5. 事先应取得家长及患儿的信任和配合。

二、注意儿科体格检查的特殊性

1. 态度和蔼可亲，玩耍中观察和检查。
2. 检查时注意保暖，不要过多地暴露小儿身体。
3. 避免不良刺激，手应保持干净温暖。
4. 体格检查的顺序：儿科的体格检查应根据年龄、病情需要灵活安排。应将呼吸、脉搏、心肺听诊检查等容易受哭闹影响的项目在安静时先检查，然后进行腹部触诊等项目，如咽部检查等刺激性的项目放在最后。当患儿烦躁不安时应耐心安抚，必要时可终止检查。

三、体格检查的项目

1. 生命体征

（1）体温：小儿运动、哭闹、进食、刚喝完热水、穿衣过多、室温过高等都会影响体温。测量体温应在进食后 1~2 小时小儿安静时进行。

（2）脉搏：一般选择检查桡动脉，要注意脉搏的速率、节律、强弱及紧张度。

（3）呼吸：应记录患儿安静情况下每分钟呼吸次数，见表 1-2-1。

表 1-2-1　各年龄组呼吸和脉搏

年龄	呼吸（次 / 分）	脉搏（次 / 分）
新生儿	40~45	120~140
<1 岁	30~40	110~130
1~3 岁	25~30	100~120
4~7 岁	20~25	80~100
8~14 岁	18~20	70~90

（4）血压：测量血压时，应根据年龄不同，选择合适的袖带，袖带宽度不宜超过上臂长的 2/3 或小于 1/2。袖带过宽，会使所得血压值结果偏低，太窄则会导致结果偏高。

不同年龄小儿血压的正常值可用公式推算：收缩压（mmHg）=80+（年龄 ×2），舒张压应该为收缩压的 2/3。

2. 测量

（1）体重测量：体重是婴幼儿营养状况的重要指标，检查时要求仅穿单衣裤 1 套。测量方法见图 1-2-1。

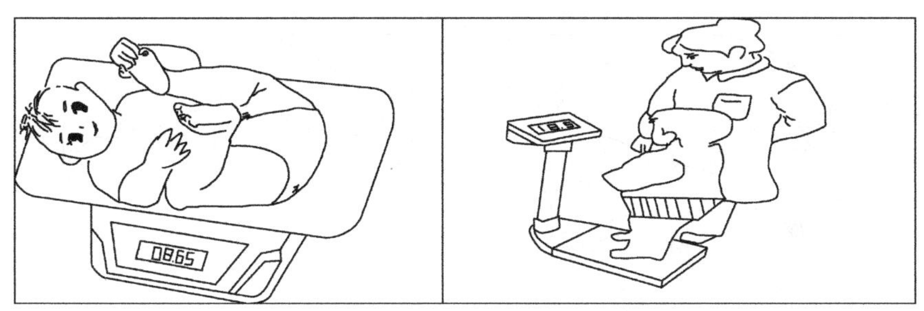

图 1-2-1　体重测量

（2）身长（高）测量：为 3 岁以上小儿测量时，要求脱去鞋帽，身体直立，两足并拢，两眼平视，枕部、臀部、足跟接触量尺，读数。3 岁以下婴幼儿可放在量床上，测量时，小儿头顶接触头板，面朝上，双耳在同一水平，双下肢紧贴量床底面，移动滑板，使其接触足底。记录头顶至足底的内距厘米数，即为身长。测量方法如图 1-2-2 所示。

（3）头围测量：前额眉间与枕骨突起处两点平线测量头颅 1 周（图 1-2-3）。

3. 一般外表　如发育情况、营养状态（结合体重、身长和腹部皮下脂肪的厚度而定）、智力及言语、体位、活动情况与意识状态（意识清楚、意识模糊、嗜睡、昏迷、谵妄等）。

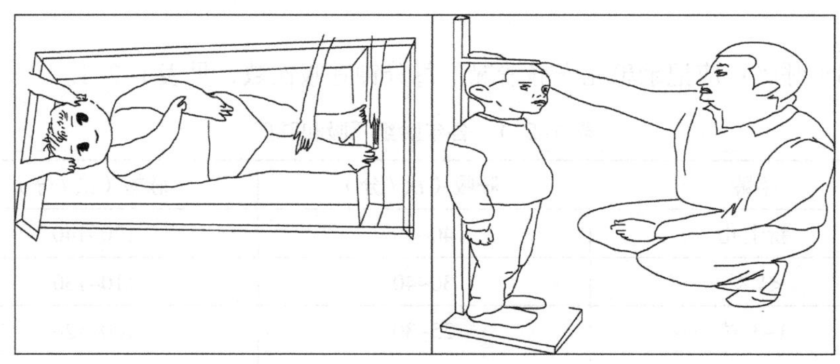

图 1-2-2　身高测量

4. 皮肤　颜色（健康儿童皮肤红润，营养不良性贫血患儿皮肤苍白或黄色，呼吸道梗阻或先天性心脏病患儿皮肤常可见青紫色），出汗量（多汗见于血管运动神经易兴奋者、结核及佝偻病患儿），皮疹（注意分布部位、大小、量、密度等），水肿（硬肿或凹陷性水肿），皮下脂肪层的厚薄（表示营养状况）。

5. 头颅　头颅形态及大小，骨缝是否闭合；前囟是否闭合（囟门：前囟位于头顶正中线，由两额骨和两顶骨交接构成，故前囟似“菱形”，如尚未闭，记录其大小、测量其对边之距离，见图 1-2-4）；平坦或凹陷（见于脱水）、突出或饱满（需注意脑膜炎、脑瘤、脑积水、脑出血及其他颅内压增高等疾病的可能）；顶骨和枕骨有无软化（软化常见于佝偻病）。

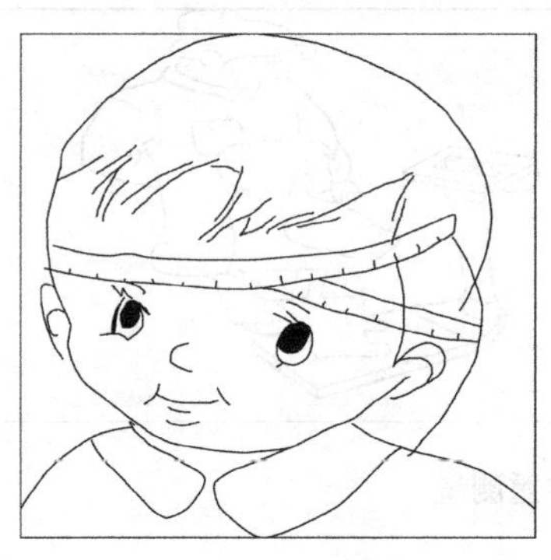

图 1-2-3　头围测量

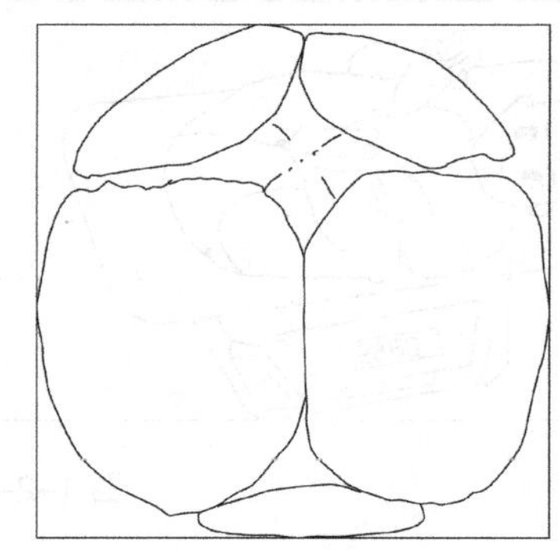

图 1-2-4　前囟测量

（1）面部：有无特殊面容，眼距宽窄，鼻梁高低，注意双耳位置和形状等。

（2）眼部：眼睑有无水肿、下垂或出血。眼睑边缘有无剥蚀或破裂。眼球是否突出。瞳孔的大小（两瞳孔大小是否相等）、形状、对光反射及视觉调节功能。结膜有无充血、出血、黄疸、滤泡、水肿等现象。巩膜有无黄染。

（3）耳部：外耳有无畸形或变形。

（4）鼻部：鼻翼是否扇动。鼻中隔的位置，呼吸有无阻碍。黏膜有无充血、水肿。渗出物内有无脓液或血液，鼻窦有无触痛。

（5）口腔：口腔检查要注意有无特殊气味，口唇颜色，有无唇裂及疱疹，口腔黏膜有无溃疡，腮腺管口有无红肿及渗出物，出牙数目，有无龋齿。齿龈有无红肿、出血、溢脓。咽部要注意有无疱疹、扁桃体大小、有无渗出物，咽后壁有无脓肿及分泌物等。

6. 淋巴结　包括检查耳前、耳后、枕部、前颈、后颈、腋部、腹股沟部或肱骨上滑车部淋巴结。如触及淋巴结要描述大小、硬度、有无压痛，与周围组织有无粘连，是否融合。

7. 颈部　是否有颈抵抗，有无斜颈等畸形，甲状腺有无增大，气管位置是否居中，颈静脉充盈及搏动情况。

8. 胸部　胸廓是否对称，有无畸形（如鸡胸、漏斗胸），心前区是否突出，有无郝氏沟、肋骨串珠、肋间隙凹陷或突出等。

9. 肺部

（1）视诊：呼吸频率和节律情况、有无呼吸困难、有无三凹征（即胸骨上窝、肋间隙和剑突下在吸气时向内凹陷）、呼吸深浅改变情况。

（2）触诊：在年幼儿可利用其啼哭或说话时进行。

（3）听诊：听诊时听诊器胸件必须温暖，移动时必须轻缓，以免使患儿受惊，尽量保持小儿安静。听呼吸音（增粗、减弱、消失、呼气延长），啰音（性质、部位、是否易变）。

10. 心脏

（1）视诊：心前区是否隆起，心尖冲动强弱和范围，正常小儿心尖冲动范围为 2~3 cm。

（2）触诊：主要检查心尖冲动的位置及有无震颤，并应注意出现的部位和性质（收缩期、舒张期或连续性）。正常婴儿心脏的位置较成人稍高，多呈横位，所以心尖常在左锁骨中线外第 4 肋间，到 3 岁后才达该线内第 5 肋间。

（3）叩诊：叩诊心界可估计心脏大小、形状及其在胸腔的位置，见表 1–2–2。

表 1–2–2　心界正常值

年龄	左界	右界
<1 岁	左乳线外 1~2 cm	沿右胸骨旁线
1~4 岁	左乳线外 1 cm	右胸骨旁线与右胸骨之间
5~12 岁	左乳线上或乳线内 0.5~1 cm	接近右胸骨线
>12 岁	左乳线内 0.5 cm	右胸骨线

（4）听诊：心率，心律，心音强度，心音分裂，杂音（位置、时期、性质、响度、传导），心包摩擦音。

11. 腹部

（1）视诊：腹部大小、形状，腹壁有无静脉曲张、肠型或蠕动波，新生儿应注意脐部有无分泌物、出血、炎症，脐疝大小。

（2）触诊：有无压痛、肿块、腹水及肝、脾大等。

（3）叩诊：有无移动性浊音及液波震颤。

（4）听诊：可闻及肠鸣音有无亢进或消失，如有血管杂音应注意杂音的性质、强弱及部位。

12. 生殖器 睾丸位置及大小；阴茎的大小，有无包皮过长、包茎或阴囊水肿；尿道及阴道有无排泄物。

13. 四肢 活动情况；骨关节有无畸形；骨关节或软骨组织有无肿胀、疼痛、触痛及发热；有无杵状指、趾（见于先天性心脏病、支气管扩张症、脓胸及慢性肺病）。

14. 脊椎 脊柱有无弯曲（前凸、侧凸或后凸），有无触痛，活动度如何。

15. 神经系统 应检查有无感觉麻痹，腹壁反射及提睾反射如何（6个月以内的正常小儿一般不易引出）。膝腱反射、踝反射（亦称足跟腱反射）及其他病理反射等，都应详细检查。

（首都医科大学附属北京潞河医院 刘 伟）

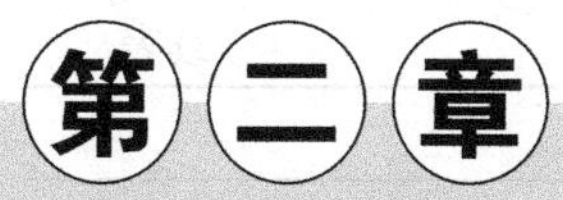

第二章 营养性疾病

第一节 蛋白质－热能营养不良

【学习目标】

1. 掌握蛋白质－热能营养不良的临床表现、治疗和预防。
2. 熟悉蛋白质－热能营养不良的病因和病理生理。
3. 了解蛋白质－热能营养不良的并发症。

【重点难点】

1. **重点** 蛋白质－热能营养不良的临床表现。
2. **难点** 蛋白质－热能营养不良的病理生理。

蛋白质－热能营养不良（protein-energy malnutrition，PEM）是由于缺乏能量和（或）蛋白质所致的一种营养缺乏症，主要见于3岁以下婴幼儿。

一、病因

1. **摄入不足** 喂养不当，不良的饮食习惯。
2. **消化吸收障碍** 消化系统解剖和功能的异常，消化道疾病。
3. **需要量增加** 急慢性传染病，生长发育过快，消耗性疾病，追赶性生长。

二、病理生理

主要是新陈代谢异常和各系统功能低下的病理生理变化，见表2-1-1。

表2-1-1 蛋白质－热能营养不良的病理生理

新陈代谢异常	蛋白质	血清总蛋白浓度 <40 g/L、白蛋白 <20 g/L时，可发生低蛋白性水肿
	脂肪	血清胆固醇浓度下降，肝的脂肪浸润和变性
	糖类	血糖低，重者可致昏迷、猝死
	水、电解质代谢	低渗性脱水、酸中毒、低钾、低钠、低钙、低镁
	体温调节	低体温

续表

各系统功能低下	消化系统	消化功能低下，腹泻
	循环系统	血压偏低，脉搏细弱
	泌尿系统	尿量增多而尿比重下降
	神经系统	精神抑郁，时有烦躁不安、表情淡漠、反应迟钝、记忆力减退、条件反射不易建立
	免疫功能	免疫功能全面低下，极易并发各种感染

三、临床表现

1. **营养不良早期表现**　活动减少，精神较差，体重生长速度不增。

2. **营养不良加重**　体重逐渐下降，骨骼生长减慢。

3. **皮下脂肪层厚度**　是判断营养不良程度的重要指标之一，皮下脂肪逐渐减少或消失的顺序：腹部→躯干→臀部→四肢→面颊。

4. **严重营养不良分型**　消瘦型（图 2-1-1）、水肿型（图 2-1-2）、中间型。

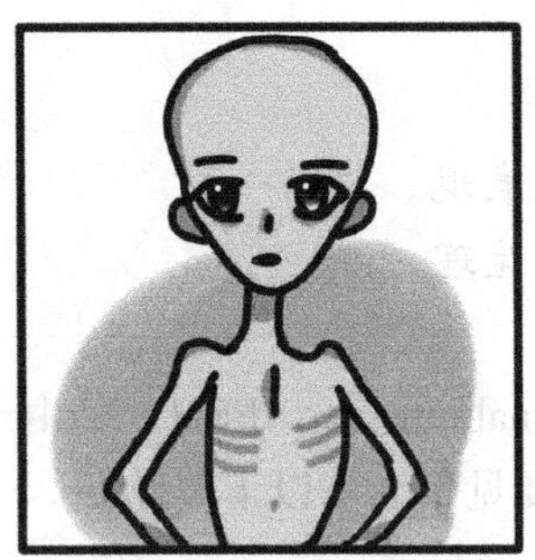

图 2-1-1　消瘦型营养不良

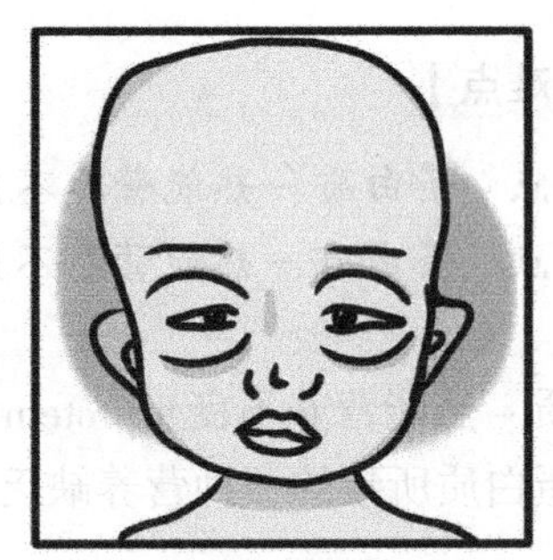

图 2-1-2　水肿型营养不良

5. **重度营养不良表现**　精神萎靡，反应差，体温低，脉细无力，无食欲，腹泻、便秘交替。

6. **并发症**　蛋白质 - 热能营养不良会导致很多并发症，见表 2-1-2。

表 2-1-2　蛋白质 - 热能营养不良并发症

疾病	临床表现
营养性贫血	小细胞低色素性贫血最常见
维生素缺乏	维生素 A、维生素 D 缺乏最多见
感染	呼吸道、消化道和皮肤的反复感染
微量元素缺乏	锌缺乏
自发性低血糖	体温不升、面色灰白、神志不清、脉搏减慢、呼吸暂停，抢救不及时可危及生命

四、诊断与鉴别诊断

1. 诊断依据

（1）病史：小儿年龄，喂养不当史及其他相关疾病史。

（2）临床表现：体重下降，皮下脂肪减少，其他营养素缺乏，全身各系统功能紊乱的症状和体征。

（3）诊断营养不良的基本测量指标：身长和体重。

2. 分型和分度　营养不良分为体重低下、生长迟缓和消瘦三型，每型又根据病情轻重分为三度，见表 2–1–3。

表 2–1–3　5 岁以下儿童营养不良的分型和分度

营养不良分型	营养不良分度	临床意义
体重低下	体重低于同年龄、同性别参照人群值的均值减 2SD（标准差）为体重低下	此项指标主要反映慢性或急性营养不良
	低于均值减 2SD~3SD 为中度	
	低于均值减 3SD 为重度	
生长迟缓	身长低于同年龄、同性别参照人群值的均值减 2SD 为生长迟缓	此项指标主要反映慢性长期营养不良
	低于均值减 2SD~3SD 为中度	
	低于均值减 3SD 为重度	
消瘦	体重低于同性别、同身高参照人群值的均值减 2SD 为消瘦	此项指标主要反映近期急性营养不良
	低于均值减 2SD~3SD 为中度	
	低于均值减 3SD 为重度	

临床常综合应用以上指标来判断患儿营养不良的类型和严重程度。符合一项即可做出营养不良的诊断。

五、治疗和预防

营养不良的治疗原则是积极处理各种危及生命的合并症，去除病因，调整饮食，促进消化功能（表 2–1–4）。

表 2-1-4　营养不良的治疗

阶段	目的	方法
第一阶段	调整机体内环境	防治低血糖、低体温、脱水，纠正电解质紊乱及抗感染
第二阶段	纠正微量营养素的缺乏	①多种维生素及矿物质的补充：第一天应该给予大剂量维生素 A 和叶酸，并在体重开始增加时补充铁剂
		②开始喂养：在病情稳定阶段，患儿可以进食后应马上进行喂养，给予充足的能量和蛋白质，以维持患儿基本的生理过程
		③母乳喂养的患儿，鼓励继续母乳喂养，但要确保各种营养素达到其需要量
第三阶段	追赶性生长	康复阶段，为达到较高的摄入量和快速的体重增长［>10 g/（kg·d）］，需要积极的喂养方式。建议采用每 100 ml 可提供能量 100 kcal（418.4 kJ）、蛋白质 2.9 g 的牛奶进行喂养
第四阶段	其他	①提供感官刺激和情绪上的支持
		②出院后的随访：良好的喂养方法和感官刺激在家中也应该继续坚持

六、预防

1. 合理喂养。
2. 推广应用生长发育监测图。

七、课后习题

1. 蛋白质 - 热能营养不良的好发年龄是多少？
2. 营养不良的最初症状有哪些？
3. 营养不良患儿皮下脂肪消失的顺序是什么？

（首都医科大学附属北京潞河医院　宋丽娅）

第二节　单纯性肥胖

【学习目标】

1. 掌握儿童单纯性肥胖的病因和临床表现。
2. 熟悉儿童单纯性肥胖的诊断、鉴别诊断、治疗与预防。
3. 了解儿童单纯性肥胖的病理生理。

【重点难点】

1．**重点**　儿童单纯性肥胖的病因和临床表现。

2．**难点**　儿童单纯性肥胖的病理生理。

儿童单纯性肥胖（obesity）是由于长期能量摄入超过人体的消耗，使体内脂肪过度积聚、体重超过参考值范围的一种营养障碍性疾病。

一、病因

儿童单纯性肥胖是多因素相关疾病，病因很多，见表 2-2-1。

表 2-2-1　儿童单纯性肥胖的病因

病因	具体表现
能量摄入过多	快餐、膨化食品、煎炸类食品、烧烤类食品、含糖饮料、零食摄入增多，饮食不均衡，孕母摄入过多
活动量过少	电子产品的流行、久坐（如玩电脑、玩游戏机及看电视）等，导致活动过少和缺乏适当的体育锻炼
遗传因素	双亲均肥胖的后代肥胖发生率高达 70%~80%；双亲之一肥胖者，后代肥胖发生率为 40%~50%；双亲正常的后代肥胖发生率仅为 10%~14%
其他因素	进食过快，饱食中枢和饥饿中枢调节失衡以致多食；精神创伤（如亲人病故或学习成绩低下）及心理异常

二、病理生理

人体脂肪细胞数量的增多主要在出生前 3 个月、生后第一年和 11~13 岁三个阶段。大量的脂肪贮积在脂肪细胞内，脂肪细胞体积变大，当脂肪细胞内脂肪贮积过多，体积增大到一定程度时便分裂为 2 个脂肪细胞，继续贮积更多的脂肪，最终导致脂肪细胞体积的增大和数量的增多（图 2-2-1）。

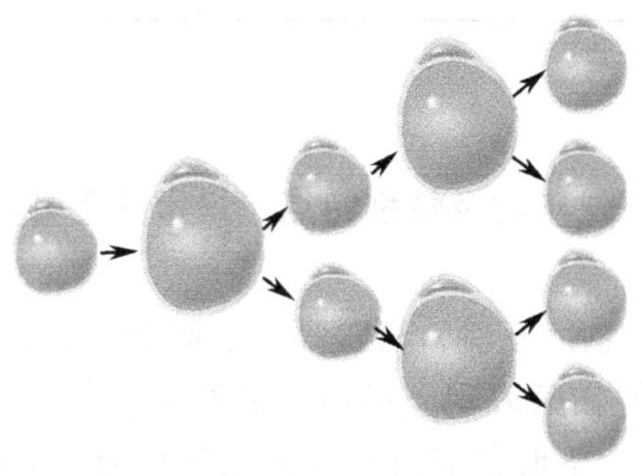

图 2-2-1　脂肪细胞体积的增大及数量的增多

脂肪细胞的增多遍布体内各部位，影响各脏器的功能，导致代谢和内分泌功能紊乱，出现一系列临床表现（表 2–2–2）。

表 2–2–2　儿童单纯性肥胖代谢及内分泌变化

<table>
<tr><th colspan="2">代谢及内分泌变化</th><th colspan="2">临床表现</th></tr>
<tr><td>体温调节与能量代谢</td><td>用于产热的能量消耗较正常儿童少</td><td colspan="2">肥胖儿有低体温倾向</td></tr>
<tr><td>脂类代谢</td><td>血浆三酰甘油、胆固醇、极低密度脂蛋白（VLDL）及游离脂肪酸增加，但高密度脂蛋白（HDL）减少</td><td colspan="2">易并发动脉硬化、冠心病、高血压、胆石症等疾病</td></tr>
<tr><td>蛋白质代谢</td><td>嘌呤代谢异常</td><td colspan="2">血尿酸水平增高，痛风症</td></tr>
<tr><td rowspan="6">内分泌变化</td><td>甲状腺功能的变化</td><td>T_3 受体减少</td><td>产热减少</td></tr>
<tr><td>甲状旁腺激素（PTH）及维生素 D 的变化</td><td>血清 PTH 水平升高，$25-(OH)D_3$、$24,25-(OH)_2D_3$ 水平也增高</td><td>骨质病变</td></tr>
<tr><td>生长激素水平的变化</td><td>生长激素分泌反应迟钝，但胰岛素分泌增加，作用相反</td><td>无明显生长发育障碍</td></tr>
<tr><td>性激素的变化</td><td>雌激素水平升高</td><td>女性：月经不调和不孕
男性：轻度性功能低下、阳痿</td></tr>
<tr><td>糖皮质激素的变化</td><td>尿 17– 羟类固醇、17– 酮类固醇及皮质醇均可增加，但血浆皮质醇正常或轻度增加</td><td></td></tr>
<tr><td>胰岛素与糖代谢的变化</td><td>高胰岛素血症
胰岛素抵抗</td><td>糖耐量减低
糖尿病</td></tr>
</table>

三、临床表现

1. 单纯性肥胖的好发年龄及性别特点　最常见于婴儿期、5~6 岁和青春期，男童多于女童。

2. 一般表现　小儿食欲旺盛，喜食高糖、高脂食物；体型肥胖，易疲劳。

3. 严重肥胖儿童的临床表现　易出现肥胖 – 换氧不良综合征，胸腹、臀部及大腿皮肤出现皮纹，双下肢负荷过重可致膝外翻和扁平足。

4. 肥胖儿童身体发育表现　肥胖小儿性发育常较早，故最终身高常略低于正常小儿。

5. **肥胖儿童的心理障碍**　自卑、胆怯、孤独等。

6. **鉴别**　女孩胸部脂肪堆积，需与乳房发育鉴别；男孩阴茎隐匿于脂肪中，易被误诊为阴茎发育不良。

四、实验室检查

肥胖儿童常规应检测：血压、糖耐量、血糖、腰围、高密度脂蛋白（HDL）、低密度脂蛋白（LDL）、三酰甘油、胆固醇等指标及肝超声。

五、诊断与鉴别诊断

1. 诊断依据

（1）2 岁以上儿童肥胖诊断标准有 2 种：一种是年龄的体质指数（BMI），BMI= 体重（kg）/ 身高（m^2），BMI 在 P85~P95 为超重，超过 P95 为肥胖；另一种方法是用身高的体重，当身高的体重在 P85~P97 为超重，大于 P97 为肥胖。

（2）除外其他疾病引发的肥胖。

2. **鉴别诊断**　主要与引起肥胖的遗传性疾病和伴肥胖的内分泌疾病相鉴别，见表 2-2-3。

表 2-2-3　儿童单纯性肥胖的鉴别诊断

需要鉴别的疾病		临床表现
引起肥胖的遗传性疾病	Prader-Willi 综合征	周围型肥胖，身材矮小，智能低下，手脚小，外生殖器发育不良，可能是 15q12 的 *SNRPN* 基因缺陷引起
	Laurence-Moon-Biedl（L-M-B）综合征	除肥胖、智力低下外，视网膜色素沉着，多指，性功能障碍
	Alstrom 综合征	中央型肥胖、视网膜色素变性、失明、耳聋、糖尿病
伴肥胖的内分泌疾病	弗勒赫利希综合征（又称肥胖生殖无能综合征）	脂肪主要分布于颈、乳房、会阴、下肢、臀部，而手指显纤细，身材矮小，第二性征延迟或不出现
	肾上腺皮质增生症、甲状腺功能低下、生长激素缺乏症	根据疾病特点，易鉴别

六、治疗

治疗原则：减少产能性食物的摄入，增加机体对热能的消耗，使体内脂肪不断减少，体重逐渐下降。饮食疗法和运动疗法是两项最主要的措施。

1. 饮食疗法

（1）低脂肪、低糖类、高蛋白、高微量营养素和适量纤维素食谱。

（2）建立良好的饮食习惯：如避免不吃早餐或晚餐过饱，不吃夜宵，不吃零食。

（3）父母、兄弟姐妹及同伴建立平衡膳食、健康饮食习惯，多尝试新食物。

2. 运动疗法

（1）适当的运动量，使脂肪分解，胰岛素分泌减少，脂肪合成减少，加强蛋白质合成，促进肌肉发育。

（2）鼓励患儿进行喜欢和易于坚持的有效运动，如晨间跑步、散步、做操等。

（3）每天坚持运动至少 30 分钟，活动量以运动后轻松愉快、不感到疲劳为原则。

（4）提倡饭后参与家务劳动和散步，运动要循序渐进，不要求之过急。避免活动过度。

3. 药物治疗 不建议药物减肥。

七、预防

1. 加强健康教育，保持平衡膳食，增加运动。
2. 预防儿童肥胖应从胎儿期开始，肥胖的预防是全社会的责任。

八、课后习题

1. 病例分析

患儿，男，12 岁，身高 150 cm，体重 70 kg，家住北京市通州区，从小成绩优秀，开朗爱笑，备受家人、老师和同学的赞誉。小学时期他的圆嘟嘟的脸还能得到众人关于可爱的夸赞，升入初中之后，更加圆滚滚的肚子让这个备受宠爱的孩子初次尝到了被人嘲笑的滋味。家人开始注意到孩子的成绩退步了，放学回家也沉默多了。

症状表现：身体脂肪积聚以腹部、臀部最为显著，下肢肥胖，活动时气短、腿痛，常有疲劳感；食欲旺盛，喜食淀粉类甜食。

请问：患儿属于单纯性肥胖吗？他的治疗方案如何制订？

2. 简答题

儿童肥胖可以引起哪些疾病？需要监测什么指标？

（首都医科大学附属北京潞河医院　宋丽娅）

第三节　营养性维生素D缺乏性佝偻病

【学习目标】

1. 掌握维生素D缺乏性佝偻病的临床表现、诊断、预防和治疗。
2. 熟悉维生素D缺乏性佝偻病的病因。
3. 了解维生素D缺乏性佝偻病的鉴别诊断。

【重点难点】

1. **重点**　维生素D缺乏性佝偻病的常见病因、临床表现。
2. **难点**　维生素D缺乏性佝偻病的鉴别诊断。

营养性维生素D缺乏性佝偻病（rickets of vitamin D deficiency）是指由于儿童体内维生素D缺乏使钙、磷代谢紊乱造成的一种以骨骼钙化不良为病变特征的全身性疾病。典型的表现是生长着的长骨干骺端和骨组织矿化不全，骨质软化，骨样组织堆积等。

一、病因和发病机制

1. 病因　多见于日照不足、维生素D摄入不足、生长速度过快、疾病因素、药物影响及围生期维生素D储备不足（表2-3-1）。

表2-3-1　营养性维生素D缺乏性佝偻病病因

病因	举例
日照不足	室内活动过多，大气污染物吸收紫外线，冬季日照短
维生素D摄入不足	天然食物含维生素D少
生长速度过快	早产，双胎追赶性生长，小婴儿生长快
疾病因素	胃肠道或肝胆疾病影响维生素D吸收，肝、肾严重损害可致 $1,25\text{-}(OH)_2D_3$ 生成不足
药物影响	抗惊厥药物导致维生素D分解增加
围生期维生素D储备不足	妊娠期维生素D缺乏，早产，双胎

2. 发病机制　营养性维生素D缺乏性佝偻病的发病机制总结于图2-3-1。

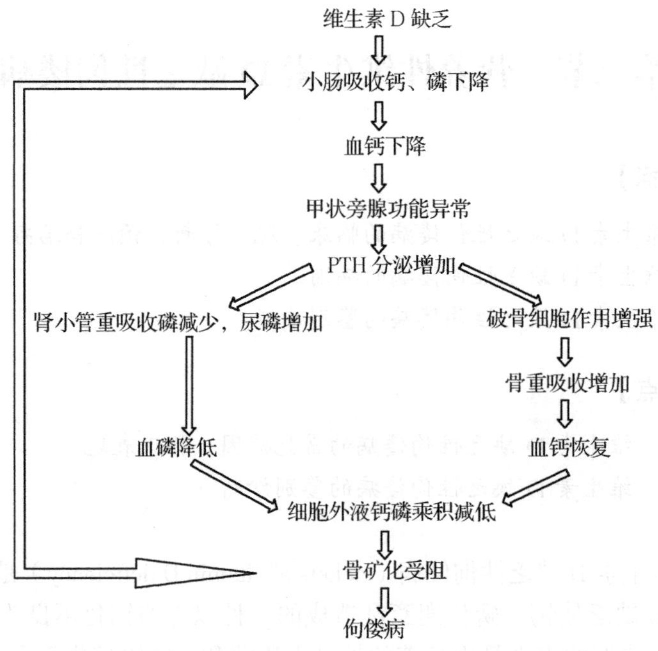

图 2-3-1 营养性维生素 D 缺乏性佝偻病的发病机制

二、临床表现

营养性维生素 D 缺乏性佝偻病临床表现分为四期，每期有不同的临床症状、体征及辅助检查变化（表 2-3-2）。

表 2-3-2 营养性维生素 D 缺乏性佝偻病临床四期的特点

指标	初期	活动期	恢复期	后遗症期
发病年龄	3 个月左右	>3 个月		多 >2 岁
症状	非特异性神经精神症状	骨骼改变和运动功能发育迟缓	症状减轻或接近消失	症状消失
体征	枕秃	生长发育最快部位骨骼改变，肌肉松弛	骨骼改变或无改变	骨骼改变或无改变
血钙	正常或稍低	稍降低	数天内恢复正常	正常
血磷	降低	明显降低	降低或正常	正常
碱性磷酸酶（AKP）	升高或正常	明显升高	1~2 个月后逐渐正常	正常
25-(OH)D_3	下降	<8 ng/ml，可诊断	数天内恢复正常	正常
骨骼 X 线检查	多正常	骨骺端钙化带消失，呈杯口状、毛刷状改变，骨骺软骨带增宽（>2 mm），骨质疏松，骨皮质变薄	长骨干骺端临时钙化带重现、增宽、密度增加，骨骺软骨盘增宽（<2 mm）	干骺端病变消失

不同年龄好发的骨骼变化不同（表 2–3–3，图 2–3–2 至图 2–3–10）。

表 2–3–3 营养性维生素 D 缺乏性佝偻病活动期骨骼畸形与好发年龄

部位	名称	好发年龄
头部	颅骨软化 方颅 前囟增大及闭合延迟 出牙迟	3~6 个月 8~9 个月 迟于 1.5 岁 1 岁出牙，2.5 岁仍未出齐
胸部	肋骨串珠 肋膈沟 鸡胸、漏斗胸	1 岁左右
四肢	手镯征、足镯征 O 形腿或 X 形腿	>6 个月
脊柱	后弯、侧弯	>1 岁
骨盆	扁平	学坐后

1. 头部佝偻病表现

（1）枕秃：患儿有睡眠不安、好哭、易出汗等现象，出汗后因头皮痒而在枕头上摇头摩擦，出现枕部秃发（图 2–3–2）。

（2）方颅：小儿头颅额部前凸，颞部向两侧凸出，头顶部扁平呈方形（图 2–3–3）。

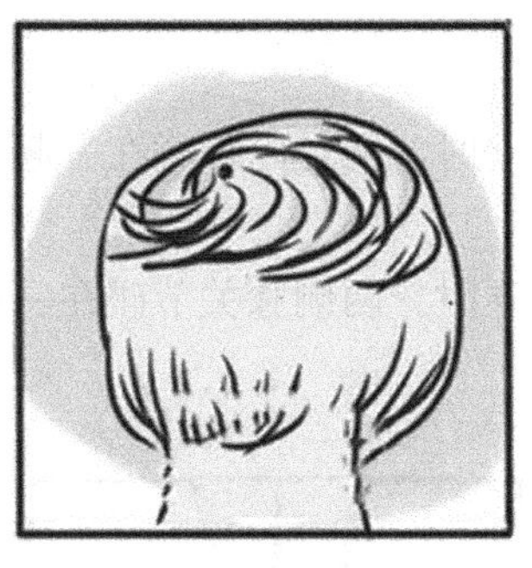

图 2–3–2 枕秃

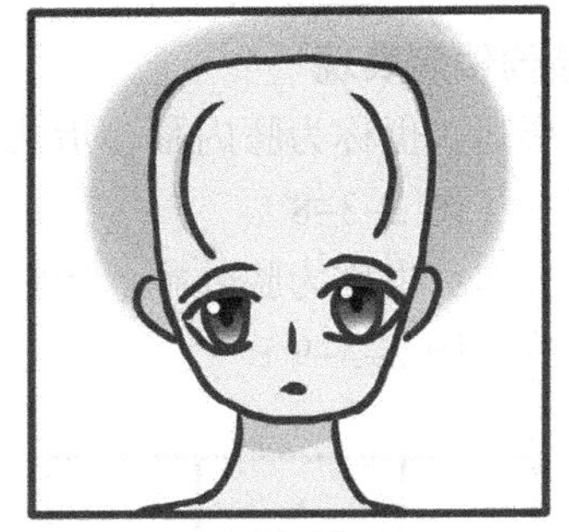

图 2–3–3 方颅

2. 胸部佝偻病表现

（1）鸡胸：又称鸽胸，胸骨向前隆起畸形，状如鸡、鸽子之胸脯，故称为鸡胸（图 2–3–4）。

（2）漏斗胸：指胸骨、肋软骨及部分肋骨向背侧凹陷畸形，形成漏斗状，是常见的婴幼儿胸壁畸形之一（图 2–3–5）。

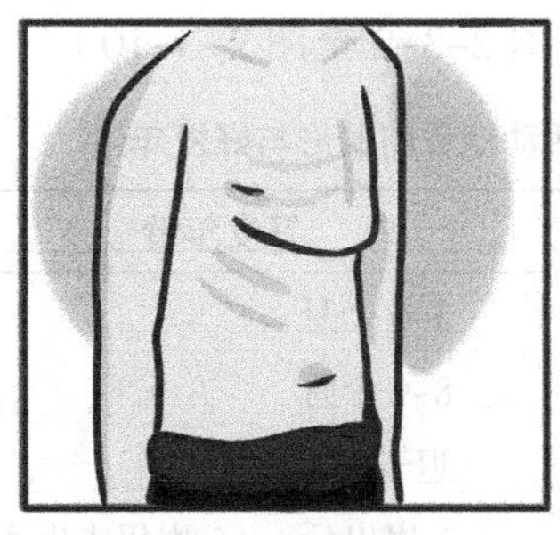

图 2-3-4　鸡胸

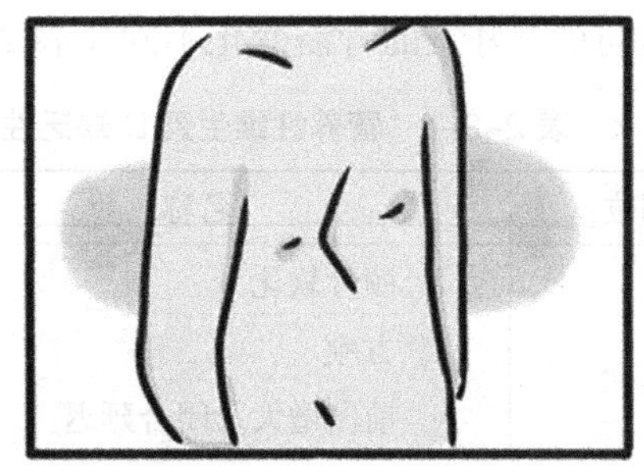

图 2-3-5　漏斗胸

（3）肋骨串珠：又称佝偻病串珠，在肋骨和肋软骨交界处因骨化不了的组织堆积形成钝圆形突起，以两侧最为明显，属胸廓的畸形（图 2-3-6）。

3. 腹部佝偻病表现　蛙状腹：患儿的肌肉韧带松弛无力，因腹部肌肉软弱而使腹部膨大，平卧时呈“蛙状腹”（图 2-3-7）。

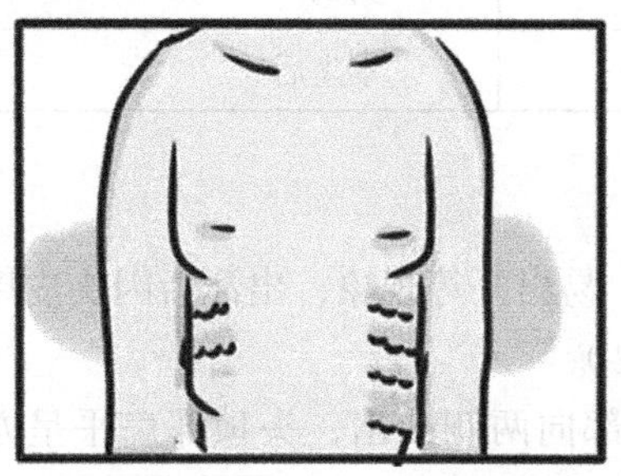

图 2-3-6　肋骨串珠

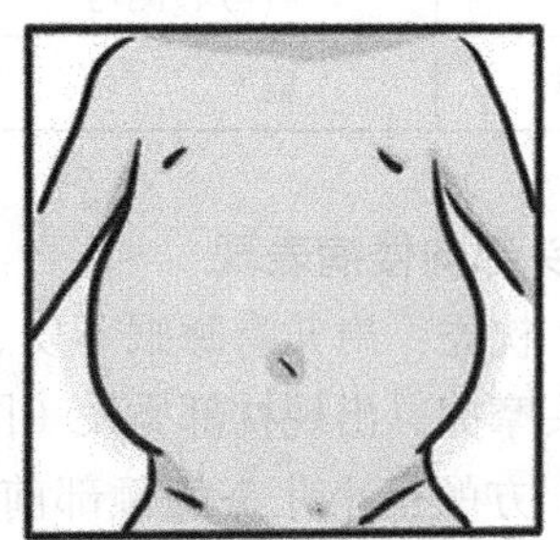

图 2-3-7　蛙状腹

4. 四肢佝偻病表现

（1）O 形腿：也称为膝内翻，指两足并立时，两足内踝碰在一起，而两侧膝关节无法靠拢（图 2-3-8）。

（2）X 形腿：也称为膝外翻，指两足并立时，两侧膝关节碰在一起，而两足内踝无法靠拢（图 2-3-9）。

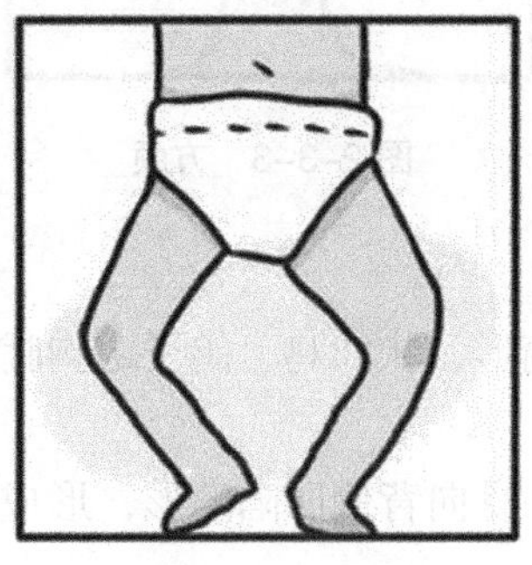

图 2-3-8　O 形腿

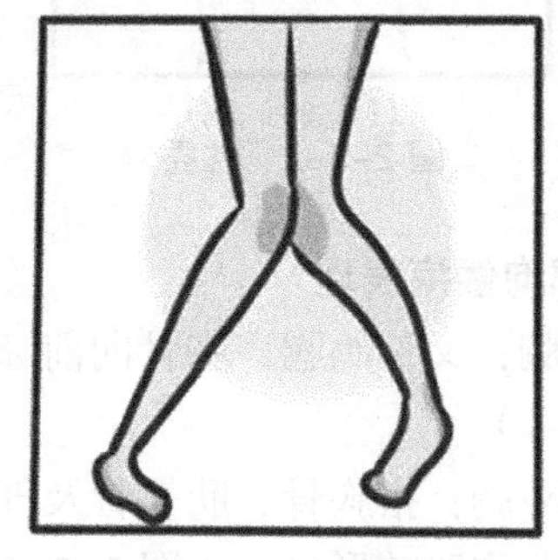

图 2-3-9　X 形腿

（3）手镯征：维生素 D 缺乏引起患儿钙、磷代谢紊乱，使骨样组织钙化不良，导致骨质软化。生长迅速的干骺端，软骨和类骨组织不断增生，来自骨外膜的骨样组织又不断均匀地覆盖于骨表面并向外突出造成骨端膨大，出现所谓的“手镯征”（图 2-3-10）。

图 2-3-10　手镯征

三、诊断与鉴别诊断

1. 诊断

（1）早期诊断，以防骨骼畸形。

（2）依据病史、症状、体征、血生化及 X 线检查结果诊断。

（3）诊断标准：骨骼的改变可靠，血清 25-(OH)D_3 水平为最可靠的诊断标准。血生化与骨骼 X 线检查为诊断的金标准。

佝偻病的 X 线表现：骨骺端钙化带消失，呈杯口状、毛刷样改变，骨骺软骨带增宽。骨质稀疏，骨皮质变薄，可有骨干弯曲畸形或青枝骨折。

2. 鉴别诊断　包括体征鉴别和病因鉴别（表 2-3-4）。

表 2-3-4　营养性维生素 D 缺乏性佝偻病的鉴别诊断

需鉴别的疾病		鉴别要点
体征不同的疾病	黏多糖病	黏多糖代谢异常；多发性骨发育不全，如头大、头形异常、脊柱畸形、胸廓扁平等体征；主要依据骨骼的 X 线检查及尿中多糖的测定诊断
	软骨营养不良	遗传性软骨发育障碍，出生时即可见四肢短、头大、前额突出、脊椎前凸、臀部后凸。根据特殊的体态（短肢型矮小）及骨骼 X 线检查做出诊断
	脑积水	生后数月起病者，头围与前囟进行性增大。前囟饱满紧张，骨缝分离，颅骨叩诊有破壶声，严重时两眼向下呈落日状。头颅 B 超、CT 检查可做出诊断
体征相同但病因不同的疾病	低血磷抗维生素 D 佝偻病	性连锁遗传，常染色体显性或隐性遗传。为肾小管重吸收磷及肠道吸收磷的原发性缺陷所致。症状发生于 1 岁以后，2~3 岁后仍有活动性佝偻病表现，血钙多正常，血磷明显降低，尿磷增加。用一般治疗剂量维生素 D 治疗佝偻病无效
	远端肾小管性酸中毒	继发甲状旁腺功能亢进，骨质脱钙，出现佝偻病体征。患儿骨骼畸形显著，身材矮小，有代谢性酸中毒、多尿、碱性尿，低血钙、低血磷、低血钾、血氨增高，常有低血钾症状

续表

需鉴别的疾病		鉴别要点
体征相同但病因不同的疾病	维生素 D 依赖性佝偻病	为常染色体隐性遗传，可分两型：Ⅰ型血中 25-(OH)D_3 浓度正常，Ⅱ型血中 1,25-$(OH)_2D_3$ 浓度增高。两型临床均有严重的佝偻病体征，低钙血症、低磷血症，碱性磷酸酶明显升高及继发性甲状旁腺功能亢进，Ⅰ型患儿可有高氨基酸尿症，Ⅱ型患儿的一个重要特征为脱发
	肾性佝偻病	钙、磷代谢紊乱，血钙低，血磷高，继发性甲状旁腺功能亢进，骨骼呈佝偻病改变。多于幼儿后期症状逐渐明显，形成侏儒状态
	肝性佝偻病	肝功能不良；钙皂形成，进一步抑制钙的吸收。25-(OH)D_3 明显降低，出现低血钙、抽搐和佝偻病体征

四、治疗

1. 治疗目的 控制活动期，防止骨骼畸形。

2. 治疗原则 口服药物治疗为主。

（1）补充维生素 D：一般剂量为每日 2000~5000 IU（50~125 μg），持续 4~6 周；之后 1 岁以内婴儿改为 400 IU/d，大于 1 岁婴儿改为 600 IU/d，同时给予多种维生素。

治疗 1 个月后应复查效果，如临床表现、血生化与骨骼 X 线改变无恢复征象，应与抗维生素 D 佝偻病鉴别。

（2）补充钙剂：主张从膳食的牛奶、配方奶和豆制品中补充钙和磷，只要摄入牛奶足够（每天 500 ml）则不需要补充钙剂，仅在有低血钙表现、严重佝偻病和营养不足时需要补充钙剂。

（3）其他辅助治疗：应注意加强营养，保证足够奶量，及时添加转乳期食品，坚持每日户外活动。

五、预防

确保儿童每日获得维生素 D 400 IU 是治疗和预防本病的关键。维生素 D 每日推荐摄入量如下。

1. 围生期 孕母应多进行户外活动，食用富含钙、磷、维生素 D 及其他营养素的食物，妊娠后期适量补充维生素 D（800 IU/d）。

2. 婴幼儿期 出生 1 个月后可让婴儿逐步开始户外活动，保证每日 1~2 小时的户外活动时间。

早产儿、低出生体重儿、双胎儿生后 1 周开始补充维生素 D 800 IU/d，3 个月后改预防量。

足月儿生后2周开始补充维生素D 400 IU/d，均补充至2岁。

一般可不加服钙剂，但乳类摄入不足和营养欠佳时可适当补充营养素和钙剂。

六、课后习题

1. 营养性维生素D缺乏性佝偻病活动期骨骼改变表现如何？相应什么年龄出现？

2. 营养性维生素D缺乏性佝偻病治疗原则是什么？应如何预防？

（首都医科大学附属北京潞河医院　宋丽娅）

第四节　维生素D缺乏性手足搐搦症

【学习目标】

1. 掌握维生素D缺乏性手足搐搦症的临床表现、诊断和治疗。
2. 熟悉维生素D缺乏性手足搐搦症的病因和发病机制。

【重点难点】

1. **重点**　维生素D缺乏性手足搐搦症的临床表现、诊断和治疗。
2. **难点**　维生素D缺乏性手足搐搦症的鉴别诊断。

维生素D缺乏性手足搐搦症（tetany of vitamin D deficiency）是维生素D缺乏性佝偻病的伴发症状之一，6个月内的婴儿多见。

一、病因和发病机制

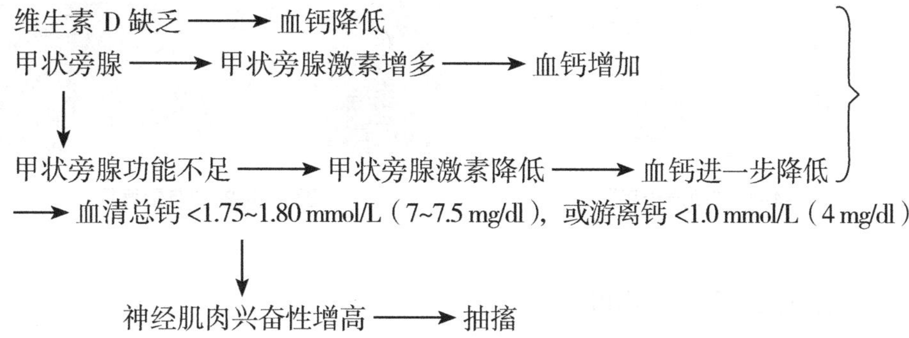

二、临床表现

临床表现主要为惊厥、喉痉挛和手足抽搦，并伴有活动期佝偻病表现。分为两型：隐匿型和典型发作。

1. 隐匿型

（1）特点：血清总钙为 1.75~1.88 mmol/L，没有典型症状发作。

（2）刺激肌肉神经可诱发下列体征：①面神经征（Chvostek sign）：以指尖或叩诊锤骤然击打颧弓与口角间的面颊部（面神经孔处），引起眼睑和口角抽动为面神经征阳性，新生儿期可呈假阳性；②腓反射（peroneal reflex）：叩诊锤骤然击打膝下外侧腓骨小头上腓神经处，引起足向外侧收缩即为阳性；③陶瑟征（Trousseau sign）：用血压计袖带包裹上臂，使血压维持在收缩压与舒张压之间，5 分钟内该手出现痉挛症状为阳性。

2. 典型发作

（1）特点：血清总钙 <1.75 mmol/L，出现典型的临床表现。

（2）典型表现：①无热惊厥，是最常见的症状。突然发生四肢抖动，两眼上翻，面肌颤动，神志不清，发作时间数秒到数分钟，持续时间长者可有口周发绀，轻者只有短暂面肌抽动和眼球上翻，神志清楚。重者发作停止后意识恢复，精神萎靡，睡醒后恢复正常。发作次数不定，可以几日一次或者一日数次，发作时不发热。②喉痉挛，是最严重而危险的急症，多见于婴儿，喉部肌肉和声门突然痉挛，呼吸困难，严重者可发生窒息，甚至死亡。③手足搐搦，见于较大的婴幼儿，表现为突然手足痉挛，呈弓状。

“助产士手”：双手腕部屈曲，手指伸直，拇指内收至掌心，强直痉挛，很像助产士的手形（图 2–4–1）。“芭蕾舞足”：踝关节伸直，足趾同时向下弯曲，像芭蕾舞演员的脚（图 2–4–2）。

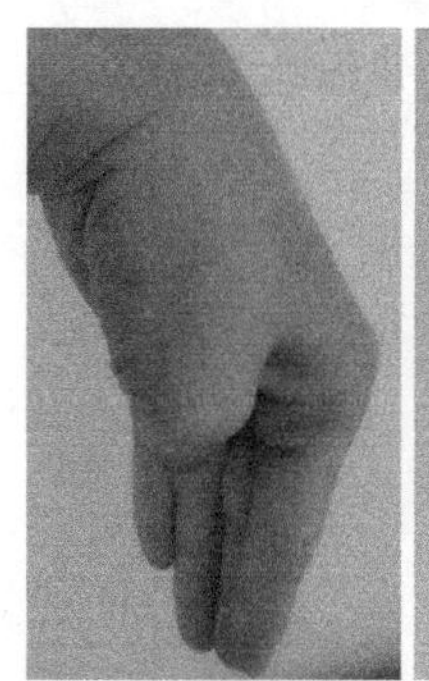
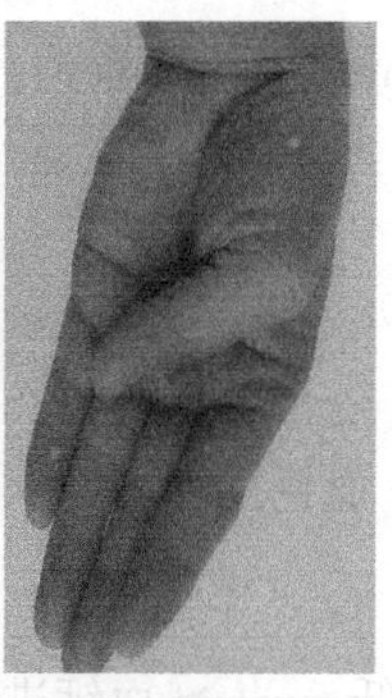
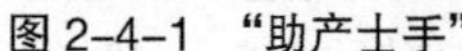

图 2–4–1 “助产士手”

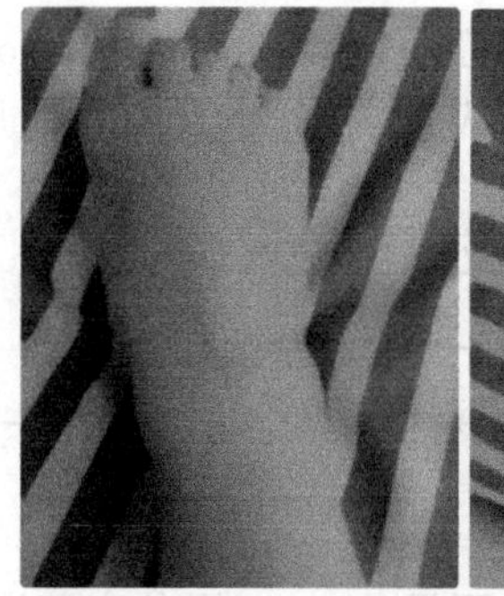
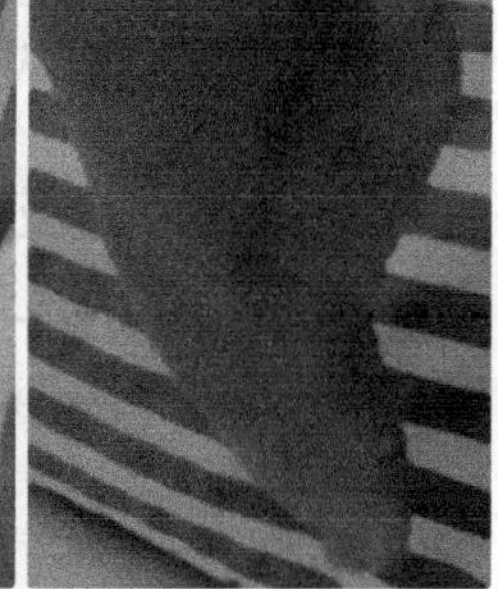

图 2–4–2 “芭蕾舞足”

三、诊断与鉴别诊断

1. 诊断依据

（1）有佝偻病。

（2）无热惊厥，反复发作，发作后神志清楚，活动如常。

（3）无神经系统体征。

（4）血清总钙 <1.75 mmol/L 或游离钙 <1.0 mmol/L。

2. 鉴别诊断 主要与惊厥、神经系统疾病和喉炎鉴别（表 2-4-1）。

表 2-4-1 维生素 D 缺乏性手足搐搦症的鉴别诊断

症状与疾病		临床特点
无热惊厥	低血糖症	好发于清晨空腹、进食不足、腹泻病、重症惊厥后昏迷。血糖 < 2.2 mmol/L。治疗：口服或静脉注射葡萄糖溶液（GS）
	低镁血症	常见于新生儿或婴幼儿，伴触觉、听觉过敏，肌肉颤动，甚至惊厥，血镁 <0.58 mmol/L（1.4 mg/dl）
	婴儿痉挛症	1 岁以内，突然发作，头、躯干、上肢均屈曲，手握拳，下肢弯曲到腹部，点头弯腰状抽搐，伴意识障碍，持续数秒至数十秒。智能异常，是一种癫痫表现，脑电图有特征性的高幅异常节律波
	原发性甲状旁腺功能减退症	间歇性惊厥，或手足搐搦几天或数周发作 1 次。血磷 >3.2 mmol/L（10 mg/dl），血清总钙 1.75 mmol/L（7 mg/dl），碱性磷酸酶正常或稍低，颅骨 X 线可见基底核钙化灶
中枢神经系统感染		脑膜炎、脑炎、脑脓肿时如果体弱年幼儿反应差，可不发热，但有颅内压增高体征和脑脊液改变
急性喉炎		一般有上呼吸道感染症状，也有突然发生者，其特点是声音嘶哑、犬吠样咳嗽，喉头水肿时可有呼吸困难

四、治疗

1. 急救处理 吸氧、止惊（喉痉挛）（表 2-4-2）。

表 2-4-2 维生素 D 缺乏性手足搐搦症药物选择和治疗

治疗措施	药物及用法
止惊（喉痉挛）	10% 水合氯醛 40~50 mg/kg，保留灌肠； 地西泮 0.1~0.3 mg/kg，肌内或静脉注射
补钙	10% 葡萄糖酸钙 5~10 ml+10% 葡萄糖溶液 5~20 ml，缓慢静脉注射或滴注。惊厥停止后改口服。 注意事项：①监测心率；②不可皮下或肌内注射

2. 钙剂治疗 补充钙剂，迅速提高血钙浓度。

3. 维生素 D 治疗 病情控制后，按营养性维生素 D 缺乏性佝偻病补充维生素 D。

五、课后习题

1. 维生素 D 缺乏性手足搐搦症的主要临床表现有哪些？
2. 试述维生素 D 缺乏性手足搐搦症的诊断依据。
3. 需要与维生素 D 缺乏性手足搐搦症无热惊厥相鉴别的常见疾病有哪些？

（首都医科大学附属北京潞河医院　李丽华）

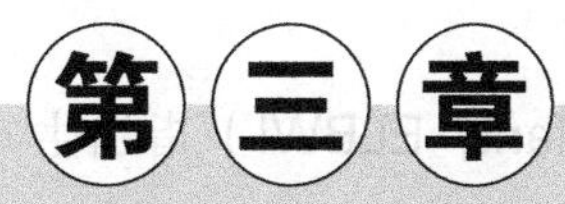

新生儿疾病

第一节　新生儿总论

【学习目标】

1. 掌握新生儿分类。
2. 掌握足月儿、早产儿的解剖生理特点。掌握新生儿的几种特殊生理状态。
3. 熟悉足月儿、早产儿的护理。

【重点难点】

1. **重点**　新生儿分类，新生儿的几种特殊生理状态。
2. **难点**　足月儿、早产儿的解剖生理特点。

一、常用定义

1. **新生儿（neonate，newborn）** 指从脐带结扎起至出生后满28天内的婴儿。

2. **足月儿（full moon）** 指足月新生儿，即胎龄满37~42周出生的活产新生儿。

3. **早产儿（premature infant）** 指胎龄在37周以前出生的活产婴儿。

4. **过期产儿**　指妊娠期超过42周出生的新生儿。

5. **小于胎龄儿（small for gestational age，SGA）** 又称宫内生长迟缓儿或小样儿，是指出生体重低于同胎龄儿平均出生体重的第10百分位数，或低于同胎龄平均体重的2个标准差的新生儿。

6. **大于胎龄儿（large for gestational age，LGA）** 指出生体重在同胎龄儿平均出生体重的第90百分位数以上的婴儿。

7. **适于胎龄儿（appropriate for gestational age，AGA）** 指出生体重在同胎龄儿平均出生体重的第10~90百分位数之间的婴儿。

8. **低出生体重儿（low birth weight infant，LBWI）** 指出生体重小于2500 g的婴儿。

9. **极低出生体重儿（very low birth weight infant，VLBWI）** 指出生体重小

于 1500 g 的婴儿。

10. 超低出生体重儿（extremely low birth weight infant，ELBWI）指出生体重小于 1000 g 的婴儿。

11. 巨大儿（large for date infant，GI） 指出生体重大于 4000 g 的婴儿。

12. 正常出生体重儿（normal birth weight infant，NBWI） 指出生体重为 2500~4000 g 的婴儿。

二、新生儿分类

1. 按出生胎龄分类

（1）<37 周——早产儿；

（2）37~41^{+6} 周——足月儿；

（3）≥42 周——过期产儿。

2. 按出生体重分类

（1）≥4000 g——巨大儿；

（2）2500~3999 g——正常体重儿；

（3）1500~2500 g——低出生体重儿；

（4）1000~1500 g——极低出生体重儿；

（5）<1000 g——超低出生体重儿。

3. 按体重与胎龄关系分类（图 3-1-1）

（1）小于胎龄儿；

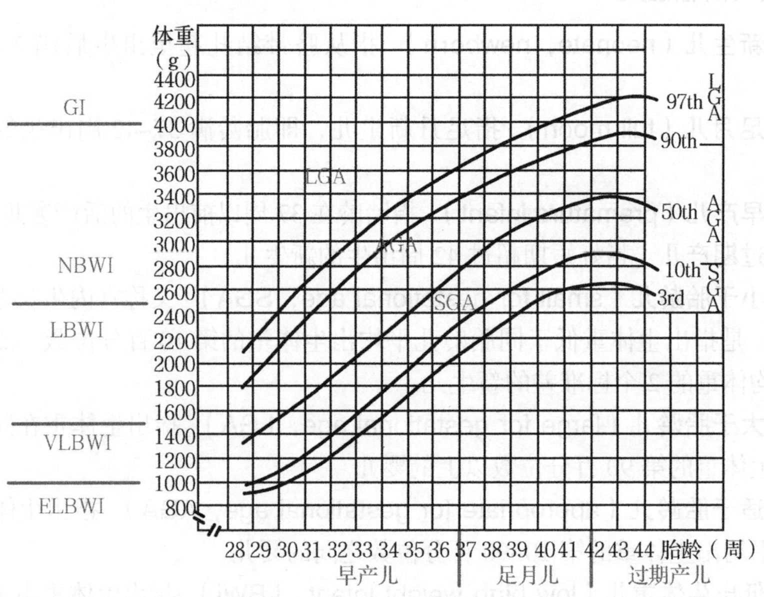

图 3-1-1 娩出体重与胎龄关系

中国 15 城市不同胎龄新生儿出生体重百分位数（修匀后）曲线图

（2）适于胎龄儿；

（3）大于胎龄儿。

4. 按生后周龄分类

（1）早期新生儿：指出生后1周，围生期以内的新生儿；

（2）晚期新生儿：指出生后2~4周的婴儿。

三、高危儿

1. 定义　指已经发生或可能发生危重疾病而需要特殊监护的新生儿。

2. 常见情况　①母亲疾病史：母亲有糖尿病、感染、慢性心肺疾患、吸烟、吸毒或酗酒史，母亲为Rh阴性血型，既往有死胎、死产或性传播疾病史等；②母孕史：母亲年龄>40岁或<16岁，孕期有阴道流血、妊娠高血压、先兆子痫、子痫、羊膜早破、胎盘早剥、前置胎盘等；③分娩史：难产、手术产、急产、产程延长、分娩过程中使用镇静或镇痛药物等；④新生儿：窒息、多胎儿、早产儿、小于胎龄儿、巨大儿、宫内感染和先天畸形等。

四、新生儿外观特点

早产儿与足月儿的外观特点见表3-1-1。

表3-1-1　早产儿与足月儿的外观特点比较

部位	早产儿	足月儿
皮肤	绛红、水肿和毳毛多	红润、皮下脂肪丰满和毳毛少
头部	头更大（占全身比例1/3）、头发细而乱	头大（占全身比例1/4）、头发分条清楚
耳郭	软、缺乏软骨、耳舟不清楚	软骨发育好、耳舟成形、直挺
指、趾甲	未达指、趾端	达到或超过指、趾端
足底纹理	足底纹理少	足纹遍及整个足底
乳腺	无结节或者结节<4 mm	结节>4 mm，平均7 mm
外生殖器	男婴睾丸未降或未全降；女婴大阴唇不能遮盖小阴唇	男婴睾丸已降至阴囊；女婴大阴唇遮盖小阴唇

五、新生儿生理特点

（一）呼吸系统

1. 鼻腔　鼻腔狭小，黏膜血管丰富，极易充血水肿导致严重鼻塞。

2. 胎儿在子宫内的呼吸运动及气体交换　妊娠后期胎儿呼吸运动仅引起羊水在其气道内的涌动，利于胎儿经羊水的气体、体液的交换。娩出时其肺内所含液体（30 ml/kg）有50%~70%被挤压出呼吸道。若保留过多则引起湿肺病。

3. 足月儿周期性呼吸 正常足月儿呼吸停止时间<15秒，无心率、肌张力改变，无发绀，正常足月儿呼吸40~50次/分。

4. 早产儿呼吸暂停 呼吸停止>20秒伴有心率<100次/分，伴发绀，重症时肌张力降低，可导致严重低氧血症，危及生命。

5. 早产儿低氧血症 是导致早产儿死亡、致残的常见病因，与下列因素有关。

（1）肺成熟度差，肺泡表面活性物质生成不足，肺泡数量少，呼吸中枢功能不全，对CO_2敏感性低。

（2）气道狭小，通气不良，呼吸肌力不足，无咳嗽反射，肺顺应性差。

（3）孕期<35周，体重<1500 g的早产儿，低氧血症更常见、更严重。

（4）可导致低氧血症的常见病：呼吸暂停、呼吸窘迫综合征、肺出血、慢性肺疾病。

6. 过期产儿呼吸系统疾病特点 由于胎盘功能不全易导致宫内缺氧：吸入性肺炎、红细胞增多症、低血糖、低血钙。

（二）循环系统

1. 生后血液循环重大改变

（1）脐循环终止。

（2）肺循环阻力下降，肺血流增加。

（3）左心血流增加，体循环压力上升。

（4）卵圆孔、动脉导管功能关闭。

2. 持续肺动脉高压（PPHN）（持续胎儿循环，PFC） 当娩出时遇有严重缺氧、感染、冷伤等情况时，发生肺动脉痉挛导致肺动脉高压。当肺动脉压高于主动脉压（右心室压>左心室压）时，迫使卵圆孔或动脉导管重新开放，引起右向左分流，即称PFC或PPHN，这时临床表现为呼吸困难及发绀明显。

3. 新生儿心率 多数为90~160次/分，血压为70/50 mmHg（9.3~6.7 kPa）。

（三）消化系统

1. 黏膜 面积大，血管丰富，血管通透性高，对机体各有利弊。

2. 上消化道 解剖功能的不完全性，食管前庭功能不全，贲门松弛，幽门肌紧张，导致溢奶、呕吐十分常见。

3. 消化酶 乳糖酶不足、淀粉酶少，蛋白酶不全，仅能消化母乳。新生儿肝酶缺乏，易出现新生儿黄疸。维生素K依赖因子缺乏（凝血因子Ⅱ、Ⅶ、Ⅸ、Ⅹ），导致易出血。肝细胞解毒功能不全，故临床不用肝毒性药物。

4. 胎粪 生后12小时内应排胎粪，2~3天排空。

（四）泌尿系统

1. 排尿 正常新生儿生后24小时内排尿，若48小时以上仍无尿应寻找原因。

2. **肾功能特点**

(1) 肾浓缩功能差：最大浓缩张力 500~700 mOsm/L。

(2) 稀释功能好：最低溶质负荷 500 mOsm/L，尿量多，比重低。

(3) 肾小管重吸收 HCO_3^- 能力低→碱储备不足。

(4) 排磷（P）差→血磷偏高→低血钙。

(5) 排钠（Na^+）功能差，治疗不当易致水肿。

这些特点造成新生儿临床酸中毒、低血钙十分常见。

（五）血液系统

1. **血黏度高** 血红蛋白含量高：140~200 g/L，平均 170 g/L。红细胞计数高：（5.5~5.8）$\times 10^{12}$/L。胎儿血红蛋白含量高：足月儿 70%~80%（早产儿 80%）。白细胞计数高：生后 1 天内（15~20）$\times 10^9$/L，分类于生后 4~6 天出现第一次交叉。

2. **血容量** 足月儿 85~100 ml/kg，早产儿 85~110 ml/kg。

3. **新生儿贫血** 生后 2 周内静脉血红蛋白≤ 130 g/L 或毛细血管血红蛋白≤ 145 g/L。

（六）神经系统

1. **脑** 发育较成熟，重量相对较大，耗氧多，故一旦缺氧，易引起脑室周围 - 脑室内出血及脑室周围白质软化。

2. **脊髓** 相对长，腰椎穿刺时穿刺点应取 L_4~L_5。

3. **多种暂时性原始反射** 觅食反射、吸吮反射、握持反射、拥抱反射。数月后自然消失。若新生儿期减弱或者消失，或数月后仍不消失，常提示有神经系统疾病。

4. **病理反射** 某些病理反射可为阳性。

（七）体温调节

1. **特点** 因其体表面积大，散热多；皮下脂肪薄，保暖性差；体温调节中枢功能不全→新生儿若处于不良环境温度下，极易发生体温不升或脱水热，严重时导致冷伤综合征或硬肿症。因此，临床应十分重视新生儿体温管理。要求环境温度、相对湿度应恒定，使其处于最佳环境温度，即中性温度条件下保暖。

2. **中性温度** 指使机体代谢、氧及能量消耗最低并能维持体温正常的最适环境温度。足月儿中性温度为 31~33 ℃，早产儿为 32~35 ℃。

（八）能量及体液代谢

1. **水代谢** 体液占体重的比例高，占 70%~80%。需水量第 1 天 60~100 ml/kg；第 2 天起每天增加 30 ml/kg，直至 150~180 ml/（kg·d）。

2. **钾、钠的补充** Na^+需要量为 1~2 mmol/（kg·d），<32 周早产儿为 3~4 mmol/（kg·d），出生婴儿 10 天内一般不补 K^+，以后需要量为 1~2 mmol/（kg·d）。

3. **生理性体重下降** 生后由于体内水分丢失较多、进入量少、胎脂脱落、胎粪排出等使体重下降，约1周末降至最低点（小于出生体重的10%，早产儿为15%~20%）。

（九）免疫系统

1. 体液免疫 IgG可通过胎盘，故可从母体获得某些抗体。IgM不能通过胎盘屏障，缺乏IgM，易感染大肠埃希菌。新生儿缺乏IgA、SIgA，易患呼吸道、消化道感染。

2. 细胞免疫 新生儿胸腺10~20 g，T细胞具有免疫应答能力，故新生儿生后3天内应接种卡介苗。但由于缺乏调理素等原因，使新生儿免疫功能低下。

3. 非特异性免疫 包括皮肤、黏膜、脐带及血脑屏障，吞噬细胞、白细胞吞噬功能，补体及溶菌酶等均不足。

（十）儿种特殊生理状态

1. 生理性黄疸 新生儿胆红素代谢特点，是正常新生儿在生长过程中的一种生理现象，是体内胆红素浓度过高引起的皮肤黏膜黄染现象。新生儿生理性黄疸表现的特点是，大多在出生后2~3天出现，4~5天时最严重，足月儿一般在7~10天消退，早产儿一般在2~4周消退。此外，黄疸一般都是轻度的，不会引起其他不适症状。

2. 生理性体重下降 新生儿出生后第1周内会有体重的下降，这种体重下降不会超过新生儿出生体重的8%，而且最迟10天就会恢复甚至超过出生体重。

3. 乳腺增大和假月经 男、女均可在生后3~5天出现乳腺增大，持续2~3周渐退，部分女婴5~7天可见阴道出血，称假月经。

4. 脱水热 是指机体（尤其是小儿）在严重脱水后，由于从皮肤蒸发的水分减少，使机体散热受到影响，从而导致体温升高的现象。

六、新生儿护理重点

1. 保暖 中性温度。

2. 喂养 母乳喂养，按需喂养，补充营养素，补充维生素K。

3. 呼吸管理 保持气道通畅，及时供氧，防窒息，但也应防止氧中毒。

4. 预防感染 严格消毒隔离，防止感染。

5. 其他 皮肤黏膜护理。

6. 预防接种

（1）卡介苗：生后3天内。

（2）乙肝疫苗：生后15分钟、30天、60天各注射20~30 μg，孕母乙肝或“大三阳”者，新生儿生后24小时内先注射乙肝免疫球蛋白（HB-Ig）。

七、课后习题

1. 新生儿分类方法有哪些？

2. 足月儿、早产儿、过期产儿、小于胎龄儿、巨大儿的定义分别是什么?

3. 足月儿、早产儿的外观特点有哪些区别?

（首都医科大学附属北京潞河医院 臧莉莉）

第二节 新生儿黄疸

【学习目标】

1. 掌握新生儿胆红素代谢的特点，生理性黄疸与病理性黄疸的鉴别。

2. 熟悉病理性黄疸的病因分类，几种常见病理性黄疸的特点与鉴别（新生儿溶血症、感染性黄疸、新生儿肝炎和胆道闭锁）。

3. 熟悉新生儿黄疸的主要治疗方法（光疗、换血）。

【重点难点】

1. 重点 生理性黄疸和病理性黄疸的区别，病理性黄疸的常见原因。

2. 难点 黄疸的诊断与鉴别。

一、概述

1. 新生儿黄疸（neonatal jaundice，NNJ） 是因胆红素在体内积累引起的皮肤或其他器官黄染。

2. NNJ 分类 有生理性和病理性黄疸之分，区分目的是为了及时处理病理性黄疸，防止胆红素脑病和肝硬化等。

二、新生儿胆红素代谢特点

1. 胆红素生成较多（肝细胞胆红素负荷增加） 新生儿胆红素产生 6~8 mg/（kg·d），而成人只有 3~4 mg/（kg·d）。

（1）红细胞破坏过多。

（2）红细胞寿命短。

（3）胆红素旁路来源较多

1）血红素蛋白分解产物多。

2）未成熟或新生的红细胞在骨髓和脾内分解产生胆红素。

（4）产生胆红素的酶——血红素加氧酶含量高（1~7 天）。

2. 胆红素运输不足 血浆白蛋白量不足，或结合能力差。

3. 肝功能不成熟

（1）摄取能力低：由肝细胞 Y、Z 蛋白含量低导致。

（2）结合胆红素能力不足：由于尿苷二磷酸葡糖醛酸转移酶含量低。

（3）排泄胆红素功能不成熟：易导致胆汁淤积。

4. 肝肠循环特殊

（1）肠道正常菌群少，不能将结合胆红素经粪便或肾排出，增加胆红素回吸收。

（2）β－葡糖醛酸苷酶浓度高：肝肠循环增加。

5. 加重新生儿黄疸的因素

（1）饥饿：葡萄糖摄入不足，使葡糖醛酸苷酶减少，胆红素结合能力下降，使胆红素升高。故应早开奶

（2）缺氧：胆红素结合是需氧过程（每一步），缺氧降低胆红素的结合。故应防止窒息

（3）便秘：胎便较其他粪便胆红素含量高 5~10 倍，故肝肠循环增加。

（4）失水：各种原因失水，血液浓缩，胆红素浓度增加。

（5）酸中毒：胆红素与白蛋白结合能力与 pH 成正比。pH 7.4：两者结合比 2 ∶ 1（mol）；pH 7.0：胆红素与白蛋白完全分离。

（6）体内出血：红细胞破坏增加。

三、新生儿黄疸分类

（一）生理性黄疸

（二）病理性黄疸

1. 感染性

（1）新生儿肝炎

1）产前与产时感染。

2）病毒感染为主：巨细胞病毒（CMV）、乙肝病毒感染等。

3）一般 1 周后出现黄疸，粪便色白，尿色深，肝大。

4）肝功能损害。

（2）新生儿败血症

1）细菌入侵途径。

2）病原菌。

3）黄疸发生机制（原因：中毒性肝炎、溶血等）。

4）感染中毒症状。

2. 非感染性

（1）新生儿溶血症：由于母婴之间血型（ABO、Rh 等系统）不合引起的同族免疫性溶血，ABO 溶血症与 Rh 溶血症构成比分别为 85.3%、14.6%。

1）ABO 血型不合：多为母系 O 型、婴儿 A 或 B 型，50% 在第一胎发病。

2）Rh 血型不合：汉族 90.66%Rh^+，少数民族 0.74%~15.7% Rh^-。Rh 溶血症一般不发生在第一胎（母亲输过血、外祖母 Rh^+ 例外）。

临床表现：①胎儿水肿；②黄疸；③贫血；④肝、脾大；⑤其他：低血糖、出血倾向。

（2）胆道闭锁：肝后性黄疸，结合胆红素升高是较为突出的表现。

1）宫内感染所致。

2）生后发生胆管炎、胆管纤维化→闭锁→胆总管囊肿，故生后 2 周表现明显。

3）粪便逐渐（可达 4 周）转白→白陶土样粪便。

4）尿色深，肝大→肝硬化、肝衰竭，脾功能亢进。

5）脂溶性维生素（A、D、E、K）吸收障碍→夜盲症、佝偻病、出血。

（3）母乳性黄疸：2% 会发生，一般 4~7 天开始出现，持续 1~4 个月；停母乳 3~5 天，胆红素水平下降 50%，排除其他原因，可诊断。

原因是 β－葡糖醛酸苷酶升高。是否继续吃母乳？答案是肯定的。

3. 遗传性疾病

1）红细胞葡糖 -6- 磷酸脱氢酶（G6PD）缺陷病：维生素 K_3、K_4，新生霉素，川莲，牛黄，樟脑丸（萘）可引发溶血。

2）遗传性球形红细胞增多症。

3）Gilbert's 综合征。

四、临床表现

1. 生理性黄疸　轻者呈浅黄色，局限于面颈部，或波及躯干，巩膜亦可黄染，2~3 日后消退，至第 5~6 日皮色恢复正常；重者黄疸同样先头后足，可遍及全身，呕吐物及脑脊液等也可黄染，时间长达 1 周以上，特别是个别早产儿可持续至 4 周，其粪便仍为黄色，尿中无胆红素。

（1）黄疸色泽：轻者呈浅黄色，重者颜色较深，但皮肤红润，黄里透红。

（2）黄疸部位：多见于躯干、巩膜及四肢近端，一般不过肘膝。

（3）新生儿：一般情况好，无贫血，肝、脾不大，肝功能正常，不发生胆红素脑病。

（4）早产儿：生理性黄疸较足月儿多见，可略延迟 1~2 天出现，黄疸程度较重，消退也较迟，可延至 2~4 周。

2. 病理性黄疸

（1）常有以下特点：①出现早：生后 24 小时内出现；②程度重：足月儿 >12.9 mg/dl，早产儿 >15 mg/dl；③进展快：血清胆红素每天上升 >5 mg/dl；④持续时间长，或退而复现。

（2）黄疸程度：除面部、躯干外，还可累及四肢及手、足心，均可黄染。

（3）黄疸颜色：未结合胆红素升高为主，呈橘黄或金黄色；结合胆红素升高为主，呈暗绿色或暗黄色。

（4）伴随表现：溶血性黄疸多伴有贫血，肝、脾大，出血点，水肿，心力衰竭。感染性黄疸多伴发热、感染中毒症状及体征。梗阻性黄疸多伴肝大，粪便色发白，尿色黄。

（5）全身症状：重症黄疸时可发生，表现为反应差、精神萎靡、厌食，肌张力低，继而易激惹、高声尖叫、呼吸困难、惊厥或角弓反张、肌张力增高等。

五、诊断思路

1. 病史（非常重要）

（1）黄疸出现时间（表 3-2-1）。

表 3-2-1 黄疸出现的时间及临床意义

时间	临床意义
24 小时内	新生儿溶血症和宫内感染
2~3 天	生理性黄疸最多见
4~7 天	败血症、母乳性黄疸等
7 天后	败血症、肺炎、胆道闭锁、母乳性黄疸等

（2）黄疸进展情况：新生儿溶血症最快，其次是败血症，肝炎及胆道闭锁较慢。

（3）粪便及尿的颜色：粪便色浅、尿色深提示肝炎或胆道闭锁。

（4）家族史：有蚕豆病者应考虑 G6PD 缺陷病，父母有肝炎者应排除肝炎。

（5）母亲妊娠、生产史：胎膜早破、产程延长提示感染，临产前母亲用药史等。

2. 体征（表 3-2-2）

表 3-2-2 皮肤黄疸部位及相应血清胆红素水平

黄疸部位	血清胆红素（μmol/L）（±50）
头颈部	100
躯干上半部	150
躯干下半部及大腿	200
臂及膝关节以下	250
手、足心	>250

3. 实验室检查

（1）血常规：Hb 低（可能），网织红细胞增高，有核红细胞 >（2~10）/100 白细胞。

（2）尿二胆：胆红素（结合）↑→肝性、肝后性黄疸，尿胆原↑→溶血。

（3）粪便：白陶土样→胆道闭锁、肝炎；色深→溶血、肝炎。

（4）溶血症血清学检查（子血）。

a. ABO 及 Rh 血型（D、E、C、d、e、c）。

b. 抗球蛋白试验（Coomb's 试验）：阳性为 Rh 血型不合为多。

c. 抗体释放试验→ ABO 溶血。

d. 游离抗体试验→ABO 溶血。

（5）血培养，尿培养。

（6）肝功能：①总胆红素（TB）、血清结合胆红素（DB）；②血清氨基转移酶；③血清甲胎蛋白。

（7）有关胆道闭锁的特殊检查：B 超，肝活检，剖腹探查。

（8）黄疸分类常用诊断标准见表 3-2-3。

表 3-2-3 黄疸分类常用诊断标准

生理性黄疸：满足下列全部情况	病理性黄疸：满足下列任一情况
生后 2~5 天出现	生后 <24 小时出现
14 天内消失（早产儿可 3~4 周内消失）	持续时间长（足月儿 >2 周，早产儿 >4 周）
总胆红素 85~205 μmol/L（5~12 mg/dl）	总胆红素 >205 μmol/L（12 mg/dl）
一般情况良好	黄疸退而复现
	血清结合胆红素 >34 μmol/L（2 mg/dl）

六、治疗

1. 对因治疗

（1）1 周内尽快有效处理溶血症和其他原因的严重黄疸：预防胆红素脑病。

（2）2~3 个月内确定胆道闭锁：肝门空肠吻合术，肝移植。

2. 光疗 425~475 nm 蓝光或 510~530 nm 绿光，预防青铜症（DB>68.4 μmol/L）。

3. 药物治疗

（1）静脉注射免疫球蛋白（IVIg）：治疗溶血症。

（2）葡萄糖。

（3）白蛋白、血浆。

（4）药用炭，蒙脱石散，肠道微生态药。

（5）尼可刹米，苯巴比妥（目前不推荐使用）。

（6）锡 – 原卟啉（Sn–protoporphyrin）。

4. 换血疗法

（1）指征：大部分 Rh 溶血症和个别严重的 ABO 溶血症需换血治疗。符合下列条件之一者即应换血：①出生胎龄 35 周以上早产儿和足月儿可参照图 3-2-1，在准备换血的同时先给予患儿强光疗 4~6 小时，若血清总胆红素（TSB）水平未下降甚至持续上升，或对于免疫性溶血患儿在光疗后 TSB 下降幅度未达到 2~3 mg/dl（34~50 μmol/L）立即给予换血；②严重溶血，出生时脐血胆红素 > 4.5 mg/dl（76 μmol/L），血红蛋白 <110 g/L，伴有水肿、肝大、脾大和心力衰竭；③已有急性胆红素脑病的临床表现者，不论胆红素水平是否达到换血标准，或 TSB 在换血期间已明显下降，都应换血。

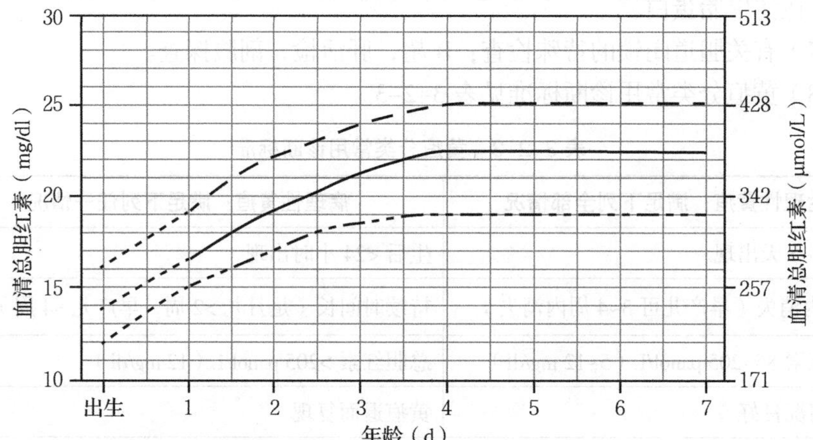

注：高危因素#包括新生儿溶血症、G6PD、窒息、缺氧、酸中毒、高热、低体温、严重感染、高碳酸血症、低血糖、低蛋白血症等。

图 3-2-1　胎龄 35 周以上早产儿及足月儿换血参考标准

（2）血源：Rh 溶血症，Rh 血型同母亲，ABO 血型同患儿（或 O 型）。ABO 溶血症，O 型红细胞，AB 型血浆；现在也主张与新生儿同型血。

（3）换血量：2 倍于患儿血容量，一般为 150~160 ml/kg。

5. 禁用药　磺胺异噁唑（SIZ），维生素 K_3、K_4。

七、胆红素脑病

新生儿胆红素脑病（bilirubin-en-cephalopathy）：是由于未结合胆红素在脑细胞沉积所导致的神经细胞中毒性病变，是黄疸最严重的并发症，常随着黄疸加重逐渐出现神经系统症状，如不及时治疗，50%~75% 患儿死于急性期，幸存者中 75%~90% 常留有手足徐动症、听力下降、智能落后、眼球运动障碍等神经系统后遗症。

1. 发生胆红素脑病的有关因素　与间接胆红素水平及游离状态、血脑屏障等有关。

2. 临床分期及表现　TB 阈值为 342 μmol/L，一般出生后 1~7 天发生，早产儿更易发生。神经症状分为四期，即警告期、痉挛期、恢复期和后遗症期，第 1、第 2、第 3 期出现在新生儿期，第 4 期则在新生儿期以后出现。

1 期（警告期）：表现为肌张力减退，嗜睡，吸吮反射减弱或拒乳，精神萎靡，呕吐，可伴有发热和黄疸突然加重。血清中未结合胆红素 256.5~427.5 μmol/L。

2 期（痉挛期）：主要临床特点是痉挛、角弓反张和发热，一般以痉挛的出现作为进入第 2 期的标志；伴有尖叫，呼吸不规则，呼吸困难，发热，体温一般在 38~40 ℃；还可出现硬肿、DIC 或中枢性呼吸衰竭继而死亡。血清未结合胆红素超过 427.5 μmol/L。

3 期（恢复期）：抽搐渐渐减轻而后完全消失。吸吮力和对外界反应逐渐恢复，继而呼吸好转。

4 期（后遗症期）：此期约于病后 1 个月或更晚出现，典型的胆红素脑病后遗症由四联症组成：①手足徐动；②眼球运动障碍，呈“娃娃眼”或“落日眼”；③听觉障碍，对高频音调失听；④牙釉质发育不良。

八、课后习题

1. 生理性黄疸与病理性黄疸的鉴别诊断是什么？
2. 病理性黄疸的特点及临床表现有哪些？
3. 病理性黄疸的治疗方法有哪些？

（首都医科大学附属北京潞河医院　臧莉莉）

第三节　新生儿呼吸系统疾病

【学习目标】

1. 掌握新生儿呼吸窘迫综合征的病因、病理生理、临床表现、诊断与防治。

2. 熟悉胎粪吸入综合征的病因、临床表现、诊断与治疗，新生儿肺炎的病因、临床表现、诊断与治疗。

【重点难点】

1. 重点　新生儿呼吸窘迫综合征的病因、临床表现、诊断与防治。胎粪吸入综合征的临床表现与治疗。新生儿肺炎的病因、临床表现与治疗。

2. 难点　新生儿呼吸窘迫综合征的病理生理、诊断及治疗。胎粪吸入综合征的并发症。

一、新生儿呼吸窘迫综合征（neonatal respiratory distress syndrome，NRDS）

（一）病因及发病机制

1. 定义　新生儿呼吸窘迫综合征是由于各种因素所致的肺泡表面活性物质不足，使新生儿出生后肺泡不能迅速有效地扩张，并出现进行性加重的呼吸困难，是新生儿最危险的死亡原因之一。其特点为发病时间早，症状渐加重，胸部 X 线检查有广泛性充气不足的改变。

2. 肺表面活性物质（pulmonary surfactant，PS）

（1）产生：Ⅱ型肺泡上皮细胞。

（2）成分：脂蛋白，其中脂类为主要成分，蛋白类为重要成分。

（3）作用：降低肺泡表面张力，维持必要的肺泡功能残气量。

（二）病理生理

NRDS 病理生理见图 3-3-1。

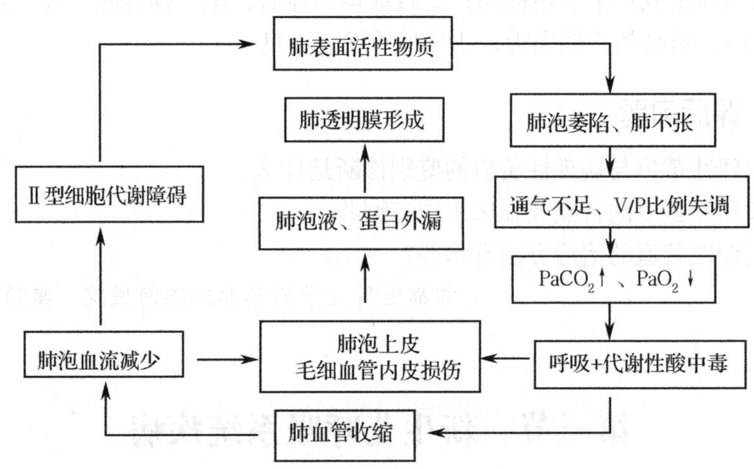

图 3-3-1　NRDS 的病理生理

（三）临床表现

1. 多见于早产儿（尤其 32 周以下的极低出生体重儿）。

2. 生后 6 小时内出现的呼吸窘迫：呼吸急促（>60 次 / 分）、呼气性呻吟、吸气性三凹征、发绀。

3. 进行性加重的趋势。

4. 易产生酸碱平衡紊乱和呼吸衰竭。

5. 在第 2、3 天病情严重，多在 72 小时后症状逐渐减轻。

（四）辅助检查

1. **PS 检测**　①泡沫振荡试验：阳性者可排除；②卵磷脂 / 鞘磷脂比值：≥2 提示肺成熟，1.5~2 为可疑，<1.5 提示肺未成熟。

2. **血气分析**　严重的低氧血症、混合性酸中毒、高血钾。

3. **影像学表现**

（1）毛玻璃样改变：双肺野透光度降低，内有细小颗粒和网状阴影，见于初期或轻型病例（图 3-3-2）。

（2）支气管充气征：中、晚期或较重病例多见（图 3-3-3）。

（3）“白肺”样改变：全肺不透光，见于严重病例（图 3-3-4）。

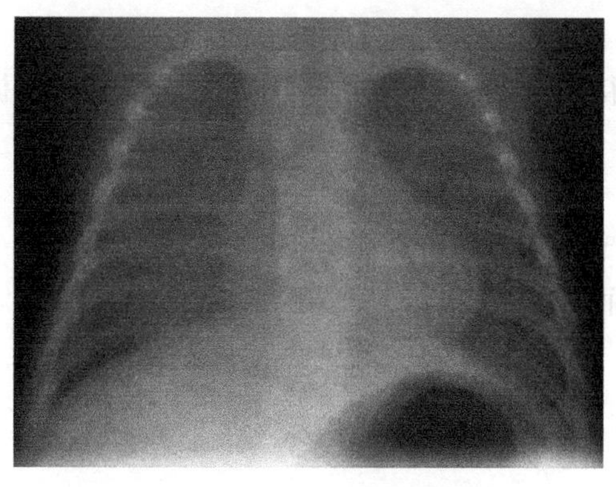
图 3-3-2　肺毛玻璃样改变

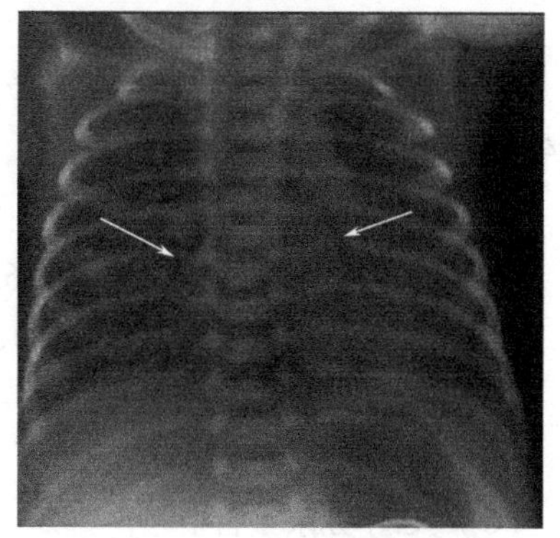
图 3-3-3　支气管充气征

（五）诊断及鉴别诊断

1. 诊断要点

（1）早产儿多见，发病率与胎龄呈反比。

（2）呼吸困难出现早，呈进行性加重。

（3）呼吸音低，心音低，常有收缩期杂音。

（4）血气分析提示严重的Ⅱ型呼吸衰竭。

（5）影像学检查表现为肺野透光度普遍降低。

2. 鉴别诊断

（1）湿肺：常见于足月、剖宫产儿。

（2）B 组链球菌肺炎：母亲有相应病史。

（3）先天性膈疝：胸部 X 线检查可鉴别（图 3-3-5）。

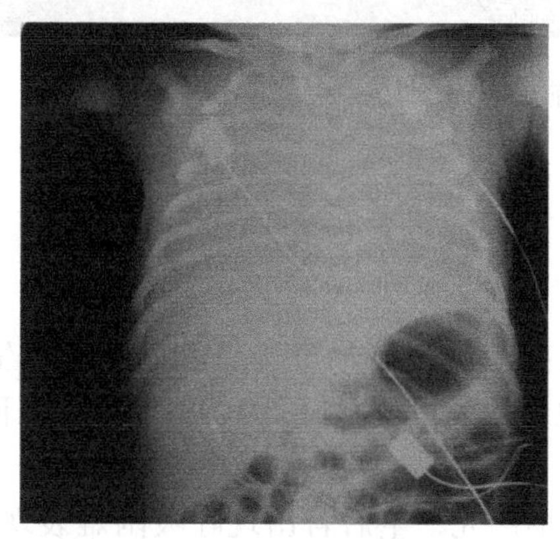
图 3-3-4　“白肺”样改变

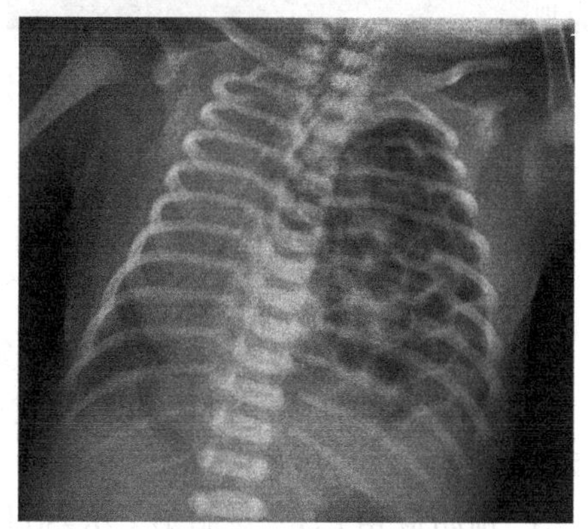
图 3-3-5　膈疝 X 线表现

（六）治疗

目的是保证通、换气功能正常，待自身 PS 产生增加，RDS 得以恢复。机械通气和 PS 是治疗的重要手段。

1. 一般治疗

（1）保温：保持皮肤温度在 36.5 ℃。

（2）监测：体温、呼吸、心率、血压和血气。

（3）保证液体和营养供应。

（4）纠正酸中毒。

（5）关闭动脉导管。

（6）抗生素。

2. 氧疗和辅助通气

（1）吸氧：根据发绀程度选用鼻导管、面罩或头罩吸氧。

（2）持续呼吸道正压呼吸（CPAP）及机械通气。

3. PS 替代疗法 可明显降低 RDS 病死率，同时可改善肺顺应性和通换气功能（图 3–3–6），降低呼吸机参数。PS 目前已常规用于预防或治疗 RDS。

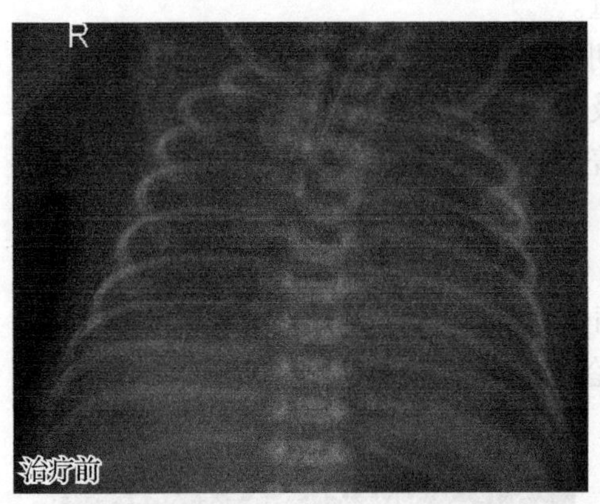

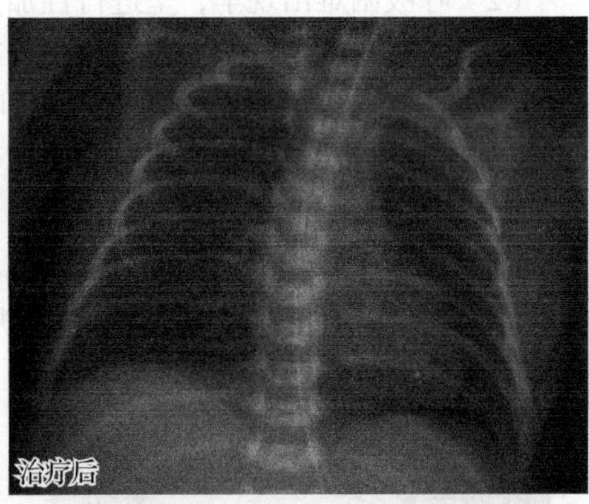

图 3–3–6 PS 治疗前后 X 线表现

（七）预防

1. 预防早产

2. 促进胎肺成熟 对孕 24~34 周需提前分娩或有早产迹象的胎儿，出生 48 小时前给孕母肌内注射地塞米松或倍他米松，可明显降低 RDS 的发病率和病死率。

3. 预防应用 PS 对胎龄 <28~30 周的早产儿，生后若出现呼吸困难表现，应及时给予 PS。

（八）课后习题

1. 新生儿呼吸窘迫综合征的病因有哪些？

2. 新生儿呼吸窘迫综合征的胸部 X 线检查常见表现有哪些？
3. 新生儿呼吸窘迫综合征的治疗方式有哪些？

二、新生儿肺炎（neonatal pneumonia）

（一）新生儿肺炎的分类

新生儿肺炎
- 感染性肺炎（infectious pneumonia）（产前、产时、产后感染性肺炎）
- 非感染性肺炎 (non–infectious pneumonia)（吸入性肺炎，吸入羊水、胎粪、乳汁）

（二）感染性肺炎的临床表现

1. **症状** 气急、呼吸费力、发绀、吐沫、呻吟等。

2. **体征** 吸气三凹征，肺部听诊可有呼吸音粗糙、减低或可闻及湿啰音，合并心力衰竭时心率增快、心音低钝、肝大等。

3. **实验室检查** 血气分析多为呼吸性酸中毒或呼吸衰竭。

（三）感染性肺炎的诊断

不同类型感染性新生儿肺炎诊疗要点见表 3–3–1。

表 3–3–1 不同类型感染性新生儿肺炎诊疗要点

要点	产前	产时	产后
病因	羊水污染、血行感染	消毒不严格	接触、血行、医源性感染
病原体	G^- 菌、病毒	G^- 菌、厌氧菌	G^+菌、病毒、支原体等
发病时间	较早（<3 天）	较早（<3 天）	较迟（>3 天）
抗感染药	氨苄西林、第三代头孢菌素类、甲硝唑、青霉素类、大环内酯类		

（四）感染性肺炎的治疗

1. 加强护理及重症监护。
2. 供氧及加强呼吸道管理。
3. 胸部物理治疗

（1）体位引流。

（2）叩击 / 震动。

4. 抗病原体治疗。
5. 供给足够的营养及液体。
6. 对症治疗，如脓气胸等对症治疗。

（五）不同性质吸入综合征的特征及鉴别诊断（表 3–3–2）

表 3–3–2　不同性质吸入综合征的特征及鉴别诊断

鉴别要点	羊水吸入综合征（AFAS）	胎粪吸入综合征（MAS）	乳汁吸入性肺炎（mAS）
病因	窒息（轻）	窒息（重）	喂养不当
发病时间	较早	较早	较迟
临床表现	较轻	进行性加重	可轻可重
肺部体征	不明显	明显	多不明显
肺部 X 线表现	细颗粒影	粗颗粒影、气肿	斑片状影
血气分析	轻度改变	Ⅱ型呼吸衰竭	可轻可重

（六）吸入性肺炎的治疗

1. 羊水吸入肺炎

（1）对症治疗：根据缺氧程度选择头罩吸氧或机械通气。

（2）预防和控制感染：选用针对革兰氏阴性菌的广谱抗生素。

2. 胎粪吸入性肺炎　关键是改善通气和氧疗支持。

3. 乳汁吸入性肺炎

（1）清理呼吸道：立即用吸管或气管插管吸引，保持呼吸道通畅。

（2）改善通气和供氧：根据缺氧程度选择吸氧方式。胸部 X 线检查监测肺部病变，注意有无并发气胸或纵隔气肿。

（3）预防和控制感染：选用广谱抗生素，可取气管分泌物做细菌培养和药敏试验。

（4）对症治疗：保证营养，轻症者可少量多次喂奶，重症不能喂哺者需静脉输液，必要时给肠外营养，及时治疗各种并发症。

（七）课后习题

1. 新生儿肺炎的分类有哪些？
2. 新生儿感染性肺炎的临床表现及治疗方法有哪些？
3. 新生儿吸入综合征的鉴别诊断有哪些？

三、胎粪吸入综合征（meconium aspiration syndrome，MAS）

（一）病因及病理生理

1. 胎粪吸入过程（图 3–3–7）。
2. 不均匀气道阻塞（图 3–3–8）。
3. 化学性炎症及 PS 灭活（图 3–3–9）。
4. 肺动脉高压（图 3–3–10）。

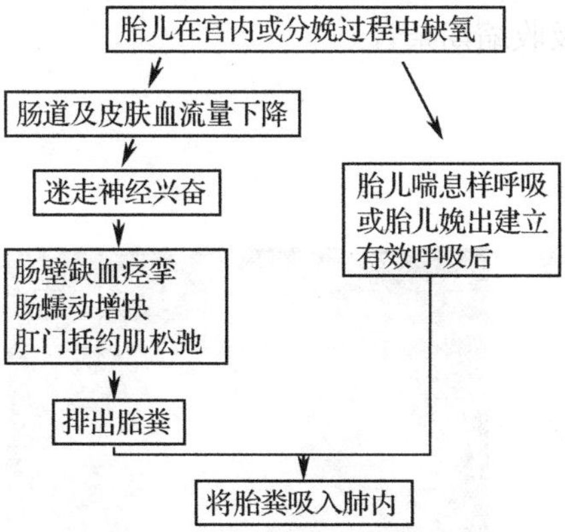

胎儿在宫内或分娩过程中缺氧
肠道及皮肤血流量下降
迷走神经兴奋
肠壁缺血痉挛
肠蠕动增快
肛门括约肌松弛
排出胎粪
胎儿喘息样呼吸或胎儿娩出建立有效呼吸后
将胎粪吸入肺内

图 3-3-7　胎粪吸入过程

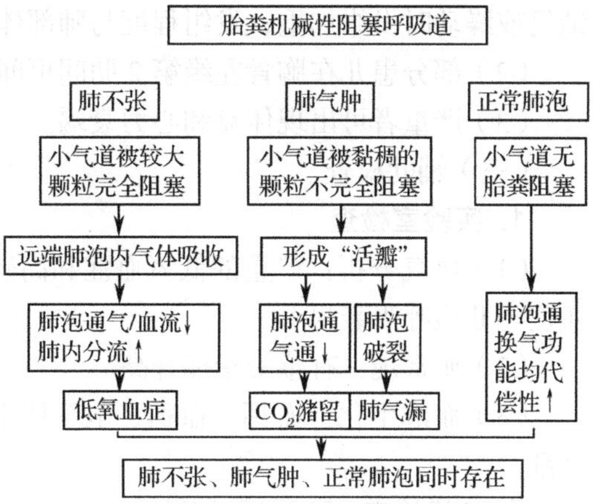

胎粪机械性阻塞呼吸道
肺不张
小气道被较大颗粒完全阻塞
远端肺泡内气体吸收
肺泡通气/血流↓
肺内分流↑
低氧血症
肺气肿
小气道被黏稠的颗粒不完全阻塞
形成“活瓣”
肺泡通气通↓
肺泡破裂
CO_2潴留
肺气漏
正常肺泡
小气道无胎粪阻塞
肺泡通换气功能均代偿性↑
肺不张、肺气肿、正常肺泡同时存在

图 3-3-8　不均匀气道阻塞

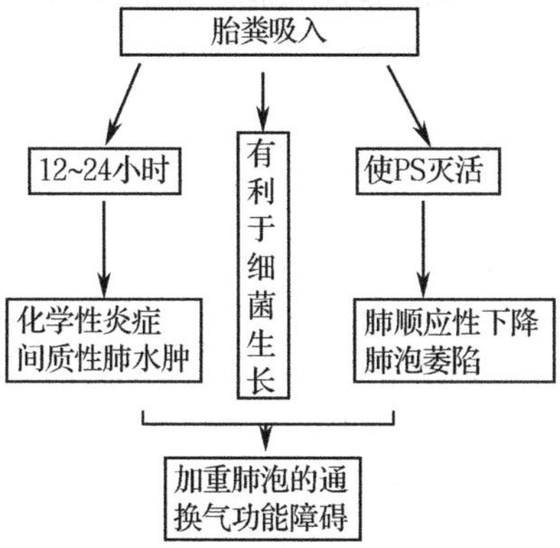

胎粪吸入
12~24小时
化学性炎症
间质性肺水肿
有利于细菌生长
使PS灭活
肺顺应性下降
肺泡萎陷
加重肺泡的通换气功能障碍

图 3-3-9　化学性炎症及 PS 灭活

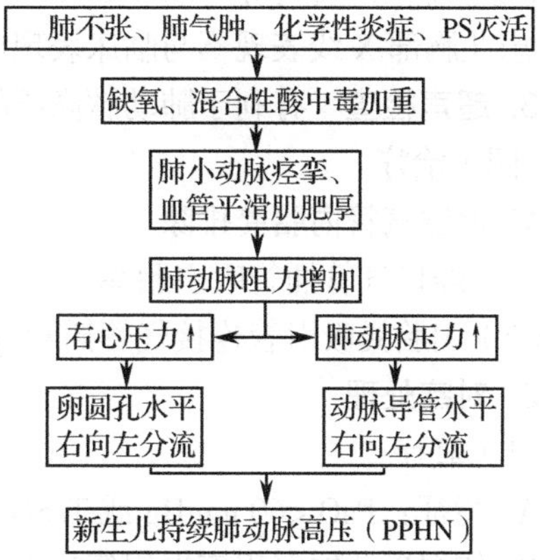

肺不张、肺气肿、化学性炎症、PS灭活
缺氧、混合性酸中毒加重
肺小动脉痉挛、血管平滑肌肥厚
肺动脉阻力增加
右心压力↑
肺动脉压力↑
卵圆孔水平右向左分流
动脉导管水平右向左分流
新生儿持续肺动脉高压（PPHN）

图 3-3-10　肺动脉高压

（二）临床表现

1. 吸入混有胎粪的羊水——诊断的必备条件

（1）分娩时可见羊水混有胎粪。

（2）患儿皮肤、头发、脐带、指（趾）甲等被胎粪污染。

（3）鼻腔吸引物中含有胎粪。

（4）气管插管可见：声门或气管内吸引物有胎粪。

2. 呼吸系统表现

（1）视诊：胸廓前后径增加（桶状胸）。

（2）听诊：双肺鼾音或粗湿啰音，之后中细啰音。

（3）气胸发生时：呼吸困难、青紫突然加重，呼吸音明显减弱。

3. 肺动脉高压——约 1/3 MAS 可并发

（1）主要表现：持续而严重的青紫；当 $FiO_2>0.6$，发绀仍不能缓解；哭闹、纳奶或躁动时发绀加重；发绀程度与肺部体征不平行（发绀重，体征轻）。

（2）部分患儿在胸骨左缘第 2 肋间可闻及收缩期杂音。

（3）严重者可出现休克和心力衰竭。

（三）辅助检查

1. 实验室检查

（1）血气分析：严重的低氧血症和高碳酸血症（Ⅱ型呼吸衰竭）。

（2）血常规：有感染指标升高。

（3）血液生化：血钙、血糖、电解质平衡紊乱。

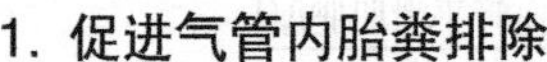**2. X 线检查** 两肺透过度增强，伴有节段性或小叶性肺不张，也可仅有弥漫性浸润影或并发纵隔气肿、气胸等（图 3-3-11）。有部分 MAS 患儿胸部 X 线表现不与临床表现成正比。

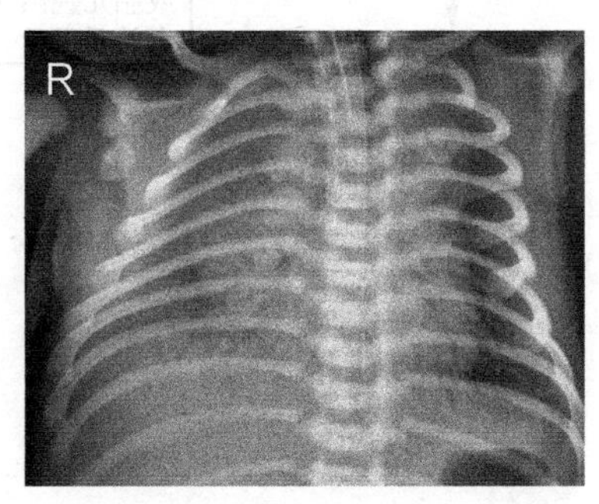

图 3-3-11 MAS 胸部 X 线表现

3. 超声检查 有利于肺动脉高压的诊断。

（四）治疗

1. 促进气管内胎粪排除

（1）经口气管插管吸引胎粪。

（2）用胎粪吸引管连接气管插管吸引胎粪。

2. 对症处理

（1）氧疗

A. 指征：PaO_2<60 mmHg 或 $TcSO_2$<90%。

B. 依据患儿缺氧程度选用氧疗方式。

C. 目标：维持 PaO_2 60~80 mmHg 或 $TcSO_2$ 90% ~95%。

（2）机械通气

A. 机械通气指征：PaO_2<50 mmHg，$PaCO_2$>60 mmHg。

B. 注意事项

a. 较高的吸气峰压（PIP），足够的呼气时间（Te），以免 CO_2 潴留。

b. 以下情况尽早使用高频通气：①常频呼吸机治疗无效；②有肺气漏：气胸、间质性肺气肿。

（3）纠正酸中毒

A. 纠正呼吸性酸中毒：清理呼吸道，保持气道通畅，必要时正压通气。

B. 纠正代谢性酸中毒

a. 纠正缺氧；

b. 改善循环；

c. 当严重酸中毒时：血气 pH<7.20，BE 为 -6~-10，在保证通气的前提下酌情使用碱性药物。

5% 碳酸氢钠预计量（ml）= BE 负值 ×0.5 × 体重（kg）

先给 1/2 预计量，复查血气后调整剂量。

（4）维持正常循环：出现休克，表现为低体温、苍白、低血压等，应用生理盐水、血浆、全血或 5% 白蛋白扩充血容量（简称扩容），同时静脉滴注多巴胺和（或）多巴酚丁胺。

（5）其他

A. 限制液体入量：严重者伴脑水肿、肺水肿或心力衰竭，应适当限制液体入量。

B. 抗生素：不主张预防性应用抗生素，需根据血、气管内吸引物细菌培养及药敏试验结果应用抗生素。

C. 肺表面活性物质：PS 联合高频通气、NO 吸入效果更佳时可考虑使用。

D. 预防、治疗肺气漏：胸腔穿刺术或者胸腔闭式引流。

E. 其他：保温、镇静，满足热量需要，维持血糖和血清离子正常。

3. 肺动脉高压的治疗

（1）碱化血液

A. 作用：降低肺动脉压力。

B. 弊端：减少心搏量和脑血流量，增加早产儿脑室周围白质软化的发生率。

C. 使用呼吸机进行高通气，以维持动脉血气：pH 7.45~7.55，$PaCO_2$ 30~35 mmHg，PaO_2 80~100 mmHg，$TcSO_2$ 90%~95%。

（2）血管扩张剂：可选择性扩张肺血管，目前临床使用较多的为磷酸二酯酶抑制剂，如西地那非等。

（3）NO 吸入

A. 作用：NO 是血管舒张因子，使肺血管平滑肌舒张，肺血管阻力降低，肺循环血流量增加，肺泡通气量、血流量增加，迅速改善氧合。联合 PS、高频震荡通气效果更好。

B. 优点：动脉血压不受影响。

（4）其他：高频震荡通气、体外膜氧合（ECMO）、液体通气等。

（五）课后习题

1. 胎粪吸入综合征的病因及病理生理有哪些？
2. 胎粪吸入综合征的临床表现有哪些？
3. 肺动脉高压的治疗方法有哪些？

（首都医科大学附属北京潞河医院　臧莉莉）

第四节　新生儿窒息

【学习目标】

1. 掌握新生儿窒息的临床表现、诊断及治疗。
2. 熟悉新生儿窒息的病因、病理生理。

【重点难点】

1．重点　新生儿窒息的临床表现、诊断和治疗。
2．难点　新生儿窒息的发病机制。

新生儿窒息（asphyxia of newborn）是一种由于产前、产时或产后的各种病因，使胎儿缺氧而发生宫内窘迫或娩出过程中发生呼吸、循环障碍，导致出生后1分钟内无自主呼吸或未能建立规律呼吸，以低氧血症、高碳酸血症和酸中毒为主要病理生理改变的疾病。

一、病因

新生儿窒息的病因见表3-4-1。

表3-4-1　新生儿窒息的病因

病因	举例
出生前的病因	① 母体疾病：如妊娠期高血压疾病、先兆子痫、子痫、急性失血、严重贫血、心脏病、急性传染病、肺结核等
	② 子宫因素：如子宫过度膨胀、痉挛和出血，影响胎盘血液循环
	③ 胎盘因素：如胎盘功能不全、前置胎盘、胎盘早剥等
	④ 脐带因素：如脐带扭转、打结、绕颈、脱垂等
难产	如骨盆狭窄、头盆不称、胎位异常、胎膜早破、助产术不顺利或处理不当，以及应用麻醉、镇痛、催产药物不妥等
胎儿因素	如新生儿呼吸道阻塞、颅内出血、肺发育不成熟，以及严重的中枢神经系统、心血管系统畸形和膈疝等

二、发病机制

1. 窒息后细胞损伤　缺氧可导致细胞代谢及功能障碍和结构异常，甚至死亡，是细胞损伤从可逆到不可逆的演变过程。不同细胞对缺氧的易感性各异，以脑细胞最敏感，其次是心肌、肝和肾上腺细胞，而纤维、上皮及骨骼肌细胞对缺

氧的耐受性较高。

2. 窒息后血液生化和代谢改变　在窒息应激状态时，儿茶酚胺及胰高血糖素释放增加，使早期血糖正常或增高；当缺氧持续，动用糖增加、糖原贮存空虚，出现低血糖症。血游离脂肪酸增加，促进钙离子与蛋白结合而致低钙血症。此外，酸中毒抑制胆红素与白蛋白结合，降低肝内酶的活力而致高间接胆红素血症；由于左心房心钠素分泌增加，造成低钠血症等。

三、临床表现

1. 胎儿娩出后，面部与全身皮肤青紫或皮肤苍白，口唇暗紫。
2. 呼吸浅表，不规律或无呼吸或仅有喘息样微弱呼吸。
3. 心搏节律规则，心率 80~120 次 / 分；或节律不规则且弱，心率 <80 次 / 分。
4. 对外界刺激有反应，肌张力好；或对外界刺激无反应，肌张力弱。
5. 喉反射存在或消失。

四、辅助检查

新生儿窒息的辅助检查见表 3-4-2。

表 3-4-2　新生儿窒息的辅助检查

检查		特点
实验室检查	血气分析	发病早期，PaO_2<50 mmHg，$PaCO_2$>60 mmHg，pH<7.20，BE<−5.0 mmol/L，应考虑低氧血症、高碳酸血症、代谢性酸中毒
	血清电解质测定	早期血糖正常或增高，当缺氧持续时，出现血糖下降。血游离脂肪酸增加，低钙血症。间接胆红素增高，血钠降低
其他辅助检查	X 线检查	胸部 X 线可表现为边缘不清、大小不等的斑状阴影，有时可见部分或全部肺不张、灶性肺气肿、类似肺炎改变及胸腔可见积液等
	心电图检查	P–R 间期延长，QRS 波增宽，波幅降低，T 波升高，ST 段下降
	头颅 B 超或 CT	能发现颅内出血的部位和范围

五、诊断

新生儿 Apgar 评分标准见表 3-4-3。

表 3-4-3　新生儿 Apgar 评分标准

体征	评分标准		
	0 分	1 分	2 分
皮肤颜色	青紫或苍白	身体红，四肢青紫	全身红
心率（次 / 分）	无	<100	>100

续表

体征	评分标准		
	0分	1分	2分
反射	无反应	有些动作，如皱眉	哭，打喷嚏
肌张力	松弛	四肢略屈曲	四肢活动
呼吸	无	慢，不规则	正常，哭声响

8~10分为正常，4~7分为轻度窒息，0~3分为重度窒息，分别于生后1分钟、5分钟和10分钟进行评估，如新生儿需要复苏，15、20分钟仍需评分，1分钟是窒息诊断和分度的依据，5分钟、10分钟有助于判断复苏效果及预后。

六、治疗

1. 复苏准备

（1）人员：每次分娩时至少有1名熟练掌握新生儿复苏技术的医护人员在场，其职责是照料新生儿。高危孕妇分娩时需要有儿科医师参加的复苏团队。多胎妊娠孕妇分娩时，每名新生儿都应有专人负责。

（2）物品：新生儿复苏设备和药品齐全，单独存放，功能良好。

2. 复苏的基本程序 此评估–决策–措施的程序在整个复苏中不断重复（图3-4-1）。评估主要基于以下三个体征：呼吸、心率、脉搏、血氧饱和度。通过评估这三个体征中的每一项来确定每一步骤是否有效。其中，心率对于决定进入下一步骤是最重要的。

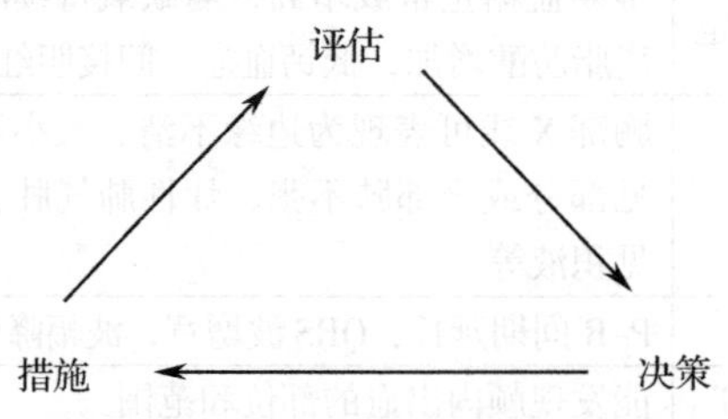

图3-4-1 新生儿复苏的基本程序

3. 复苏的步骤

（1）快速评估：生后立即快速评估4项指标：①足月吗？ ②羊水清吗？③有哭声或呼吸吗？ ④肌张力好吗？

如4项均为“是”，应快速彻底擦干，和母亲皮肤接触，进行常规护理。若4项中有一项为“否”，则需进行初步复苏。

（2）初步复苏

1）保暖：产房温度设置为25~28 ℃。

2）体位：置新生儿于头轻度仰伸位（鼻吸气位）。

3）吸引：必要时（分泌物量多或有气道梗阻）用吸球或吸管（12F 或 14F）先口咽后鼻部清理分泌物。应限制吸管的深度和吸引时间（<10 秒），吸引器负压不超过 100 mmHg（1 mmHg=0.133 kPa）。

4）羊水胎粪污染时的处理（图 3-4-2）

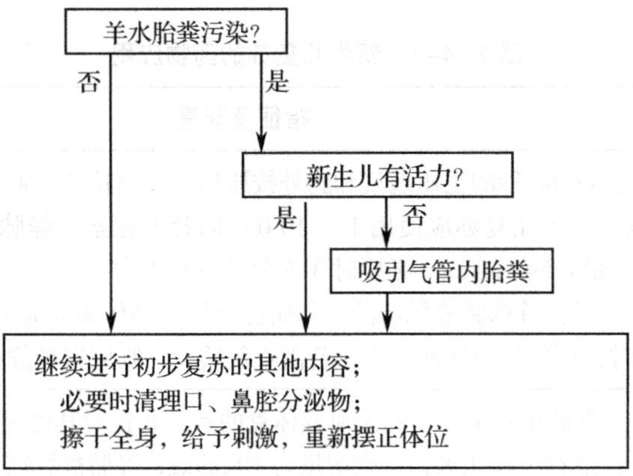

图 3-4-2　羊水污染新生儿复苏流程

5）擦干和刺激：快速彻底擦干头部、躯干和四肢，拿掉湿毛巾。彻底擦干即是对新生儿的刺激以诱发自主呼吸。

（3）正压通气：新生儿复苏成功的关键是建立充分的通气。

指征：①呼吸暂停或喘息样呼吸；②心率 <100 次 / 分。对有以上指征者，要求在"黄金 1 分钟"内实施有效的正压通气。

如果新生儿有呼吸，心率 >100 次 / 分，但有呼吸困难或持续发绀，应清理气道，监测脉搏血氧饱和度，可常压给氧或给予持续气道正压通气，特别是早产儿。

（4）喉镜下经口气管插管指征：①需要气管内吸引清除胎粪时；②气囊面罩正压通气无效或要延长时；③胸外按压时；④经气管注入药物时；⑤需气管内给予肺表面活性物质；⑥特殊复苏情况，如先天性膈疝或超低出生体重儿。

（5）胸外按压

1）指征：有效正压通气 30 秒后心率 <60 次 / 分。在正压通气同时须进行胸外按压。

2）要求：此时应气管插管正压通气配合胸外按压，以使通气更有效。胸外按压时给氧浓度增加至 100%。

3）方法：胸外按压的位置为胸骨下 1/3（两乳头连线中点下方），避开剑突。按压深度约为胸廓前后径的 1/3，产生可触及脉搏的效果。按压和放松的比例为按压时间稍短于放松时间，放松时拇指或其他手指应不离开胸壁。按压的方法有拇指法和双指法：①拇指法：双手拇指的指端按压胸骨，根据新生儿体型不同，双拇指重叠或并列，双手环抱胸廓支撑背部。②双指法：右手示指和中指 2 个指尖放在胸骨上进行按压，左手支撑背部。

（6）药物：新生儿复苏时，很少需要用药（表 3-4-4）。新生儿心动过缓通常是由于肺部通气不足或严重缺氧，纠正心动过缓的最重要步骤是充分的正压通气。

表 3-4-4 新生儿复苏的药物应用

药物	指征及剂量
肾上腺素	① 指征：45~60 秒的正压通气和胸外按压后，心率持续 <60 次 / 分； ② 剂量：新生儿复苏应使用 1 ∶ 10 000 的肾上腺素。静脉用量 0.1~0.3 ml/kg，气管内用量 0.5~1 ml/kg。必要时 3~5 分钟重复 1 次； ③ 给药途径：首选脐静脉给药。如脐静脉插管操作尚未完成或没有条件做脐静脉插管时，可气管内快速注入，若需重复给药，则应选择静脉途径
扩容剂	① 指征：有低血容量、怀疑失血或休克的新生儿在对其他复苏措施无反应时； ② 剂量：推荐生理盐水，首次剂量为 10 ml/kg，经脐静脉或外周静脉 5~10 分钟缓慢推入。必要时可重复扩容 1 次
其他药物	分娩现场新生儿复苏时一般不推荐使用碳酸氢钠

脐静脉插管：脐静脉是静脉注射的最佳途径，用于注射肾上腺素及扩容剂。可插入 3.5F 或 5F 的不透射线的脐静脉导管。当新生儿复苏进行胸外按压时即可考虑开始脐静脉插管，为给药做准备。

4. 2016 最新新生儿窒息复苏流程（图 3-4-3）。

七、课后习题

1. 新生儿窒息的临床表现有哪些？

2. 新生儿窒息复苏面罩气囊加压给氧的指征是什么？常用的复苏药物有哪些？

3. 病例分析

患儿孕足月剖宫产出生，宫内窘迫（胎心型），否认羊水、脐带、胎盘异常。经初步复苏后 1 分钟，自主呼吸弱，心率 120 次 / 分，四肢末端发绀，四肢屈曲，弹足底刺激后有哭声。该患儿 Apgar 评分是多少？下一步拟如何复苏？

（首都医科大学附属北京路河医院　李晓香）

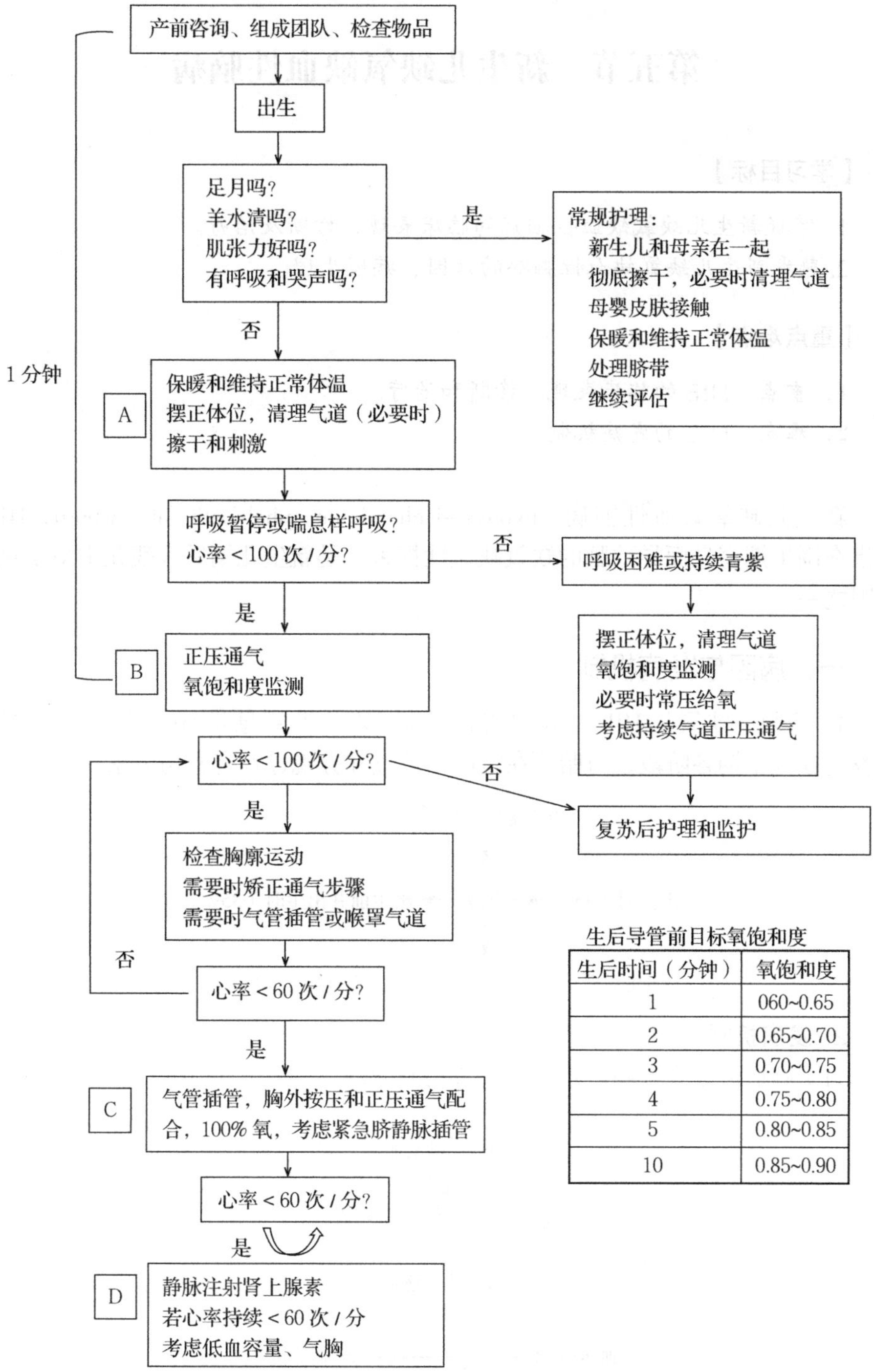

产前咨询、组成团队、检查物品

出生

足月吗?
羊水清吗?
肌张力好吗?
有呼吸和哭声吗?

是 → 常规护理：
新生儿和母亲在一起
彻底擦干，必要时清理气道
母婴皮肤接触
保暖和维持正常体温
处理脐带
继续评估

否 ↓

1分钟

A 保暖和维持正常体温
摆正体位，清理气道（必要时）
擦干和刺激

呼吸暂停或喘息样呼吸?
心率 < 100次/分?

否 → 呼吸困难或持续青紫 → 摆正体位，清理气道
氧饱和度监测
必要时常压给氧
考虑持续气道正压通气 → 复苏后护理和监护

是 ↓

B 正压通气
氧饱和度监测

心率 < 100次/分?

否 → 复苏后护理和监护

是 ↓

检查胸廓运动
需要时矫正通气步骤
需要时气管插管或喉罩气道

心率 < 60次/分?

否 → 返回"心率 < 100次/分?"

是 ↓

C 气管插管，胸外按压和正压通气配合，100%氧，考虑紧急脐静脉插管

心率 < 60次/分?

是 ↓

D 静脉注射肾上腺素
若心率持续 < 60次/分
考虑低血容量、气胸

生后导管前目标氧饱和度

生后时间（分钟）	氧饱和度
1	060~0.65
2	0.65~0.70
3	0.70~0.75
4	0.75~0.80
5	0.80~0.85
10	0.85~0.90

图 3-4-3　新生儿窒息复苏流程

第五节　新生儿缺氧缺血性脑病

【学习目标】

1. 掌握新生儿缺氧缺血性脑病的临床表现、诊断及治疗。
2. 熟悉新生儿缺氧缺血性脑病的病因、病理生理。

【重点难点】

1. **重点**　HIE 的临床表现、诊断和治疗。
2. **难点**　HIE 的发病机制。

新生儿缺氧缺血性脑病（hypoxic-ischemic encephalopathy of newborn，HIE）是指在围生期窒息而导致脑的缺氧缺血性损害，是新生儿期后病残儿中最常见的病因之一。

一、病因与发病机制

1. 病因　缺氧是 HIE 发病的核心因素，新生儿窒息是 HIE 最常见的原因，可发生在围生期各阶段，与胎儿在宫内的环境和分娩过程有密切关系。

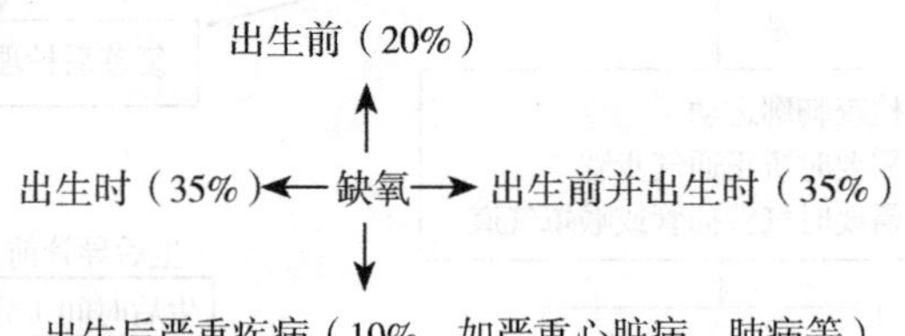

2. 发病机制

（1）脑血流改变：脑血管自主调节功能障碍。

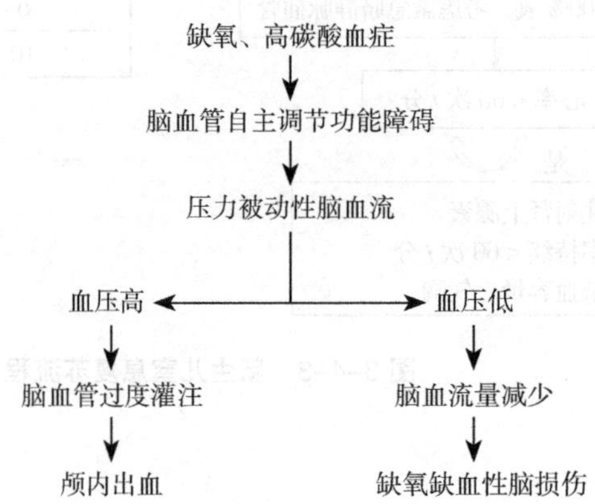

（2）脑组织代谢改变

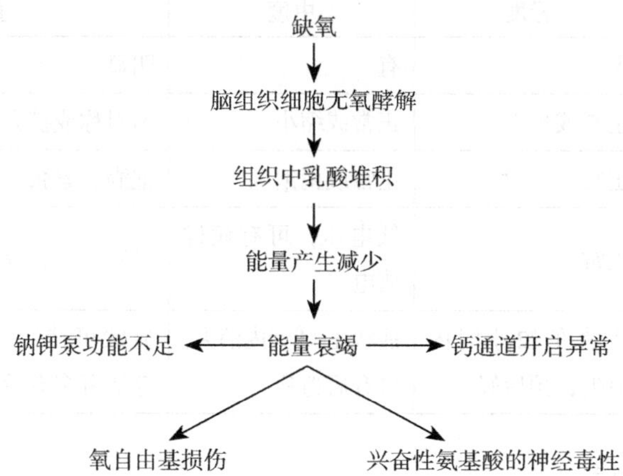

二、病理改变

缺氧缺血性脑损伤与缺氧缺血程度、时间、胎龄密切相关。

病理改变：①脑水肿；②神经元坏死；③出血；④脑梗死、脑穿通、脑萎缩等。

病理特点：① 24 小时内病灶周围水肿；② 48 小时出现梗死灶、坏死、出血；③数周脑软化、囊变；④数周（月）脑穿通畸形、脑萎缩

足月儿易发生大脑皮质局灶性或多灶性神经元坏死和矢状旁区损伤，早产儿易发生脑室周围白质损伤。病变范围和分布取决于脑成熟度、严重程度及持续时间。

三、临床表现

1. 意识障碍。
2. 肌张力低下。
3. 原始反射改变。
4. 惊厥，常发生在出生 24 小时内。
5. 脑水肿、颅内高压，在 24~72 小时内最明显。

HIE 的临床分度见表 3–5–1。

表 3–5–1　HIE 临床分度

分度依据	轻度	中度	重度
意识	兴奋、抑制交替	嗜睡	昏迷
肌张力	正常或稍高	减低	松软或间歇性伸肌张力增高
拥抱反射	活跃	减弱	消失
吸吮反射	正常	减弱	消失
惊厥	可有肌阵挛	有	明显，可呈持续状态

续表

分度依据	轻度	中度	重度
中枢性呼吸衰竭	无	有	明显
瞳孔改变	正常或扩大	正常或缩小	不对称或扩大，对光反射迟钝
前囟张力	正常	正常或稍饱满	饱满、紧张
脑电图	正常	低电压，可有痫样放电	暴发抑制，等电线
病程及预后	症状在 72 小时内消失，预后好	症状在 14 天内消失，可有后遗症	症状可持续数周，病死率高，存活者多有后遗症

四、辅助检查

1. **血清肌酸激酶同工酶** 正常值 <10 U/L，脑组织受损时升高。

2. **神经元特异性烯醇化酶** 正常值 <6 μg/L，神经元受损时活性增高。

3. **腰椎穿刺术** 无围生期窒息史者，需要排除其他疾病时，行腰椎穿刺术。

4. **脑电图** 生后 1 周内检查，表现为脑电图电活动延迟、异常放电，背景活动异常（以低电压暴发抑制为主）。

5. **影像学检查** 头颅相关影像学检查见表 3–5–2。

表 3–5–2 头颅相关影像学检查

检查	特点
颅脑超声检查	① 普遍回声增强、脑室变窄或消失，提示有脑水肿
	② 脑室周围高回声区，多见于侧脑室外角的后方，提示可能有脑室周围白质软化
	③ 散在高回声区，由广泛散布的脑实质缺血所致
	④ 局限性高回声区，表明某一主要脑血管分布的区域有缺血性损害
头颅 CT	① 轻度：散在、局灶低密度分布 2 个脑叶（图 3–5–1）
	② 中度：低密度影超过 2 个脑叶，白质与灰质对比模糊（图 3–5–2）
	③ 重度：弥漫性低密度影、灰质与白质界限丧失，但基底节、小脑尚有正常密度，侧脑室狭窄受压。中重度常伴有蛛网膜下腔充血、脑室内出血或脑实质出血
头颅磁共振	① 早产儿低灌注损伤：轻度低灌注损伤可引起脑室周围白质软化，重度低灌注损伤可引起深部灰质、丘脑、脑干及小脑损伤
	② 足月儿低灌注损伤：轻度低灌注损伤引起矢状旁区损害，重度低灌注损伤引起丘脑腹外侧、壳核、海马、脑干、皮质脊髓束（内囊后肢）及感觉运动皮质的损害

图 3-5-1、图 3-5-2 头颅超声提示双侧脑室外侧白质回声不均匀性增强，提示早产儿脑白质病变。

图 3-5-3、图 3-5-4 头颅磁共振成像提示早产儿出生后 21 天横断面 T2WI（图 3-5-3）和 DWI（图 3-5-4）显示双侧脑室后角周围可见多发片状 T2 高信号，DWI 上呈低信号，提示早产儿多发局灶性白质损伤。

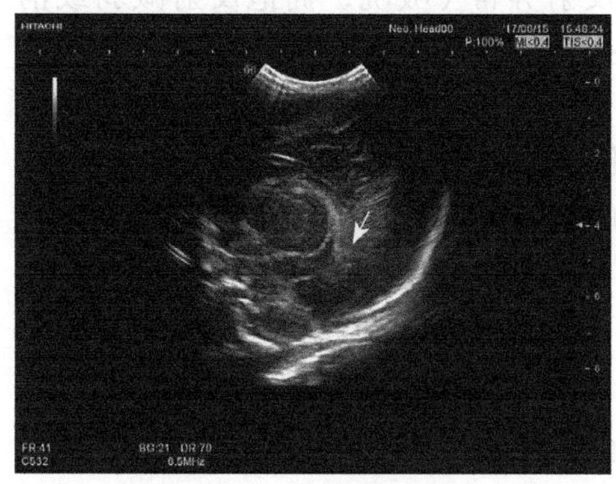

图 3-5-1　HIE 头颅超声一

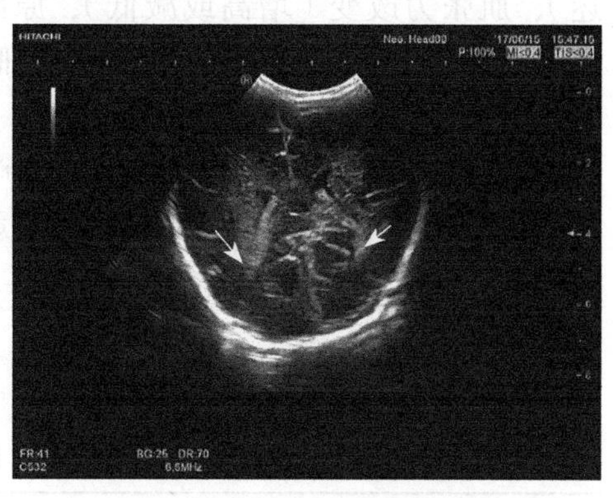

图 3-5-2　HIE 头颅超声二

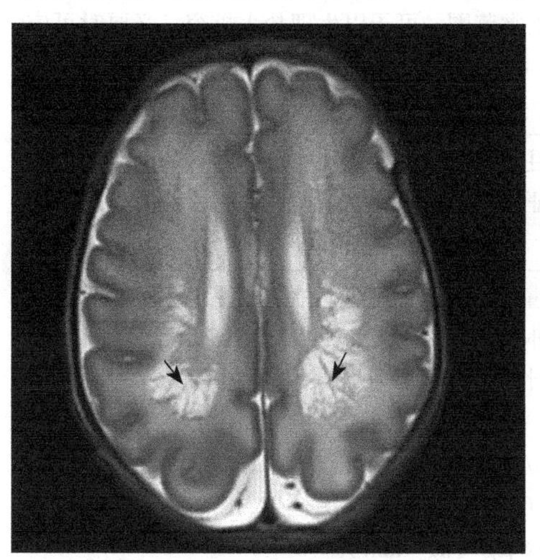

图 3-5-3　头颅磁共振成像一

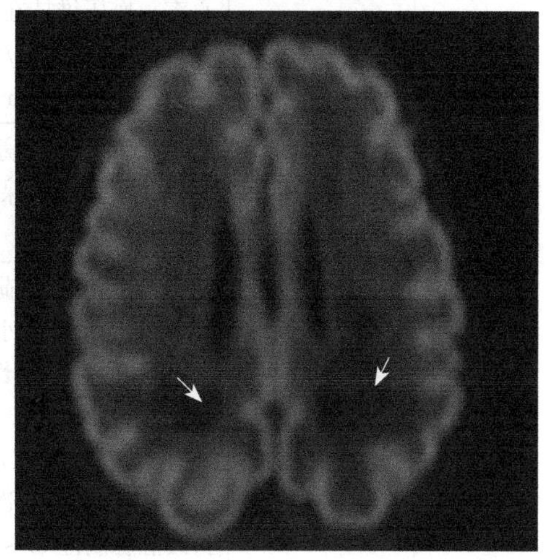

图 3-5-4　头颅磁共振成像二

五、诊断与鉴别诊断

HIE 的诊断依据：若同时具备如下 4 项者可确诊；第 4 项暂时不能确定者，可作为拟诊。本诊断标准仅适用于足月儿。

1. 有明确的可导致胎儿宫内窒息的异常产科病史，以及严重的胎儿宫内窘迫的表现（胎心率 <100 次 / 分，持续 5 分钟以上；和（或）羊水Ⅲ度污染），或者在分娩过程中有明显的窒息史。

2. 出生时有重度窒息，Apgar 评分 1 分钟 ≤ 3 分，并延续至 5 分钟时仍 ≤ 5 分，或者出生时脐动脉血气 pH ≤ 7.0。

3. 出生后 24 小时内出现神经系统表现，如意识改变（兴奋、嗜睡、昏迷）、肌张力改变（增高或减低）、原始反射异常（吸吮、拥抱反射减弱或消失）、惊厥、脑干征（呼吸节律改变、瞳孔改变、对光反射迟钝或消失）和前囟张力增高。

4. 排除电解质紊乱、颅内出血和产伤等原因引起的抽搐，以及宫内感染、遗传代谢性疾病和其他先天性疾病所引起的脑损伤。

六、治疗

1. HIE 的治疗方法总结于表 3-5-3。

表 3-5-3 HIE 治疗方法

目标	方法	
三项支持治疗	维持血氧	保持氧分压在 60~80 mmHg，二氧化碳分压正常
	维持循环稳定	心率、血压维持在正常范围，可予以生理盐水扩容，必要时可应用多巴胺 2~5 μg /（kg · min），若效果不佳，可加用多巴酚丁胺 2~5 μg /（kg · min）
	维持血糖高值（5.0 mmol/L）	葡萄糖溶液静脉滴注速度一般维持在 6~8 mg /（kg · min），尽早开奶或喂糖水，保证热量的摄入。密切监测血糖，及时处理高血糖及低血糖
三项对症治疗	控制惊厥	① 苯巴比妥：负荷量 20 mg/kg，若不能控制惊厥，1 小时后追加 10 mg/kg，12~24 小时后改为维持量，每日 3~5 mg/kg； ② 地西泮：顽固性惊厥，可加地西泮，每次 0.1~0.3 mg/kg 缓慢静脉注射； ③ 水合氯醛：0.5 ml/kg 灌肠； ④ 咪达唑仑：每次 0.05~0.2 mg/kg 静脉注射，2~4 小时重复，或持续静脉滴注 0.4~0.6 μg/（kg · min）
	降低颅内压	① 限液：生后 3 天限制补液量 60~80 ml/kg； ② 呋塞米：降颅压首选，每次 0.5~1 mg/kg，静脉注射，2~3 天使颅内压降至正常； ③ 20% 甘露醇：严重脑水肿可用，每次静脉注射 0.25~0.5 g/kg，每 4~6 小时一次； ④ 糖皮质激素：一般不建议用
	消除脑干症状	纳洛酮：0.05~0.1 mg/kg，静脉注射，连用 2~3 天，或至呼吸节律异常、瞳孔改变等症状消失，可呼吸支持

2. 阶段性治疗目标及疗程

（1）生后 3 天内：维持内环境稳定。

（2）生后 4~10 天：治疗重点为营养脑细胞，促进神经细胞生长，中度 HIE 总疗程 10~14 天，重度 HIE 总疗程 3~4 周。

（3）新生儿缺氧缺血性脑病的预防：防治窒息、避免缺氧。

七、课后习题

1. 新生儿缺氧缺血性脑病的临床表现有哪些？
2. 新生儿缺氧缺血性脑病主要的诊断依据有哪些？

（首都医科大学附属北京路河医院　李晓香）

第六节　新生儿败血症

【学习目标】

1. 掌握新生儿败血症的临床表现、诊断和治疗。
2. 熟悉新生儿败血症的病因及发病机制，化脓性脑膜炎的病原菌、临床特点。

【重点难点】

1. 重点　败血症的临床表现、诊断及治疗。

2. 难点　败血症的发病机制。

新生儿败血症（neonatal septicemia）是指致病菌侵入新生儿血循环，并在其中生长繁殖，产生毒素，造成全身感染。

一、病因和发病机制

1. 病因　分为母亲因素、产科因素、胎儿及新生儿因素（表 3-6-1）。

表 3-6-1 新生儿败血症的病因

病因	举例
母亲因素	妊娠及产时的感染史（如尿路感染、绒毛膜羊膜炎等），母亲产道特殊细菌的定植，如 B 组溶血性链球菌、淋病奈瑟菌
产科因素	胎膜早破，产程延长，羊水浑浊或发臭，分娩环境不清洁或接生时消毒不严，产前、产时侵入性检查等
胎儿及新生儿因素	多胎、宫内窘迫，早产儿、小于胎龄儿，长期动静脉置管，气管插管，外科手术，对新生儿的不良行为如“挑马牙、挤乳房、挤痈疖”等，新生儿皮肤感染如脓疱病、尿布性皮炎和脐部、肺部感染等

2. 发病机制 病原体进入血液是否引起败血症，除受病原菌种类及毒力影响外，还与新生儿自身的免疫特点有关（表 3–6–2）。

表 3–6–2 小儿非特异性及特异性免疫

类型	特点
非特异性免疫	① 皮肤、黏膜的屏障作用较弱
	② 中性粒细胞储备不足，吸附、吞噬并杀灭病原菌的能力差
	③ 为病原菌提供了直接入侵的门户
	④ 补体成分及体液中的各种酶都明显低于成人
特异性免疫	① IgG：母体内的 IgG 可通过胎盘，胎龄越小，IgG 的水平越低
	② IgM：胎儿在 20 周时可制造一部分 IgM，出生时 IgM<0.2 g/L，大于此值时应考虑宫内感染；缺乏时易患 G^- 菌感染
	③ IgA：不能通过胎盘，新生儿相对缺乏，细菌易侵入血液
	④ 细胞免疫：新生儿免疫应答能力弱，产生各种淋巴细胞因子和干扰素的量不足，巨噬细胞和自然杀伤细胞功能差

二、临床表现

（1）一般表现：反应低下、嗜睡、不哭、不动、体温不升、体重不增等；足月儿体温正常或升高，早产儿常体温不升。

（2）特殊表现：黄疸加重或减退后又复现，肝、脾轻度或中度增大。

（3）瘀点或瘀斑。

（4）胃肠功能紊乱，有拒乳、呕吐、腹泻、腹胀。严重者可出现中毒性肠麻痹，表现为腹胀、肠鸣音减低。

（5）呼吸系统表现：气促、青紫，重症有呼吸不规则或暂停。

（6）休克表现：心动过速、心律失常和外周循环灌注不良，脉细速，皮肤发花，尿少或无尿，低血压，易发生硬肿症。

（7）弥散性血管内凝血表现：呕血、便血、肺出血、皮肤出血倾向，如抽血后针孔渗血。

三、辅助检查

新生儿败血症的辅助检查见表 3–6–3。

表 3-6-3　新生儿败血症的辅助检查

检查	特点
细菌学检查	①细菌培养：抗生素使用前采血做血培养，疑为肠源性感染者同时做厌氧菌培养
	②病原菌抗原及 DNA 检测
非特异性检查	① 白细胞计数：白细胞减少，小于 5×10^9/L，或者 3 天以内者 >25×10^9/L；大于 3 天者，白细胞 >20×10^9/L
	② 白细胞分类：杆状核细胞 / 中性粒细胞≥0.16
	③ C 反应蛋白（CRP）：炎症发生 6~8 小时后即可升高，≥8 μg/ml，有条件者可做 PCT 或白细胞介素 -6 检查
	④ 血小板≤100×10^9/L
	⑤ 微量红细胞沉降率（ESR）≥15 mm/h

四、诊断标准

1. 确定诊断　具有临床表现并符合下列任意一项：①血培养或无菌体腔内培养出致病菌；②如果血培养标本培养出致病菌，则必须与另一份血或无菌体腔内或导管头培养出同种细菌。

2. 临床诊断　具备临床表现且符合以下任意一项：①非特异性检查≥2 项；②血标本病原菌抗原或 DNA 检测阳性。

五、鉴别诊断

败血症与化脓性脑膜炎的鉴别要点：后者除有下表（表 3-6-4）与败血症相似的感染中毒症状外，另可有中枢神经系统表现。脑脊液常规化验结果符合化脓性脑膜炎改变：如白细胞升高，早产儿及足月儿均大于 21×10^6/L；蛋白质升高，早产儿 >1.5 g/L，足月儿 >1.0 g/L；脑脊液葡萄糖含量下降，早产儿 <1.0 mmol/L，足月儿 <1.7 mmol/L（2016 年急性细菌性脑膜炎诊治指南）。脑脊液经培养及涂片培养出细菌。

表 3-6-4　化脓性脑膜炎的临床表现

类型	表现
感染中毒症状（无特异性）	①反应低下
	②精神、面色欠佳
	③哭声弱
	④吃奶减少：拒乳或呕吐
	⑤体温异常：（>38 ℃或 <36 ℃），足月儿可出现发热，早产儿体温不升常见
	⑥败血症表现：黄疸，肝、脾大，瘀点，腹胀，休克

续表

类型	表现
中枢神经系统表现	①神志异常：嗜睡、激惹、惊厥、肌张力低下、抽搐（G^-菌更容易出现）、呼吸暂停、局灶症状
	②眼部异常：两眼无神、发呆、凝视、眼球震颤、瞳孔对光反射迟钝或者大小不等
	③颅内压增高：前囟紧张、饱满、膨隆、颅缝增宽

六、治疗

新生儿败血症治疗见表 3-6-5。

表 3-6-5　新生儿败血症治疗

分类	方法
抗菌疗法应用原则	① 根据细菌培养及药敏试验选用有杀菌作用的抗生素
	② 病原菌不明确时选用广谱的抗生素，病原菌明确后选用敏感抗生素
	③ 采用静脉途径给药，以尽快达到有效血药浓度，病情恢复时改用其他途径给药
	④ 疗程：疗程 10~14 天。合并无乳链球菌（GBS）及 G^-菌所致化脓性脑膜炎者，疗程 14~21 天
局部治疗	脐炎局部用 3% 过氧化氢、2% 碘酊及 75% 乙醇消毒，每日 2~3 次，皮肤感染灶可涂抗菌软膏
免疫治疗	早产儿及严重感染者可用静脉注射免疫球蛋白 200~600 mg/kg，每日 1 次，3~5 天。严重感染者尚可行换血疗法
保持机体内、外环境的稳定	如注意保暖、供氧，纠正酸碱平衡失调，维持营养、电解质平衡及血循环稳定等。每日热卡不少于 50~60 kcal/kg
对症治疗	① 维持体温正常：高热时物理降温，体温过低则应保暖 ② 酌情吸氧：发绀时可吸氧
	③ 镇静止惊：烦躁或惊厥时可选用苯巴比妥、地西泮
	④ 脱水剂：有脑水肿时应用甘露醇脱水

七、课后习题

1. 新生儿败血症的主要临床表现及诊断依据是什么？
2. 化脓性脑膜炎的临床表现及诊断要点是什么？

（首都医科大学附属北京潞河医院　李晓香）

第七节　新生儿寒冷损伤综合征

【学习目标】

1. 掌握新生儿寒冷损伤综合征的病因、临床表现、诊断、防治原则。
2. 熟悉新生儿寒冷损伤综合征的病理生理与预防。

【重点难点】

1．重点　新生儿寒冷损伤的临床表现、诊断及治疗。

2．难点　新生儿寒冷损伤的病理生理特点。

新生儿寒冷损伤综合征（neonatal cold injure syndrome），又称新生儿硬肿症，是以皮肤、皮下脂肪变硬，兼有水肿为特点，是新生儿危重急症，可以继发肺出血、休克、多脏器功能衰竭。

一、病因

新生儿寒冷损伤综合征病因见表 3-7-1。

表 3-7-1　新生儿寒冷损伤综合征病因

病因	举例
自身因素	①新生儿体温调节功能不成熟，皮肤表面积相对较大，易于失热。能量储备少，产热不足，缺乏寒战等物理产热方式，产热代谢的内分泌调节功能低下，易发生低体温
	②新生儿皮下脂肪组织的饱和脂肪酸多，当受寒或各种原因引起体温降低时，皮脂容易发生物理性的变化，硬化、硬肿出现
外在因素	①寒冷损伤：暴露在寒冷环境的时间长，去甲肾上腺素分泌增多，促进棕色脂肪分解，随受寒的时间延长储备耗竭
	②摄入不足：储备不足，产热来源受影响，如疾病、感染等应激情况下处于高代谢状态，促进能源消耗
	③疾病：重症肺炎、败血症、腹泻、窒息、颅内出血及严重的先天性感染，先天性心脏病或畸形，基础疾病本身即致代谢失衡

二、病理生理特点及发病机制

（1）代谢和体温的变化：寒冷情况下，皮肤与环境温差大，环境温度较低，皮肤－环境温差越大，冷应激情况下失热量也加大。

（2）循环障碍：寒冷使交感神经兴奋，儿茶酚胺分泌增加，外周小血管收缩，皮肤血流量减少，皮温降低，出现肢冷，循环障碍。

（3）呼吸改变：寒冷时呼吸频率、每分通气量及潮气量随体温降低成比例下降，可出现呼吸暂停，肺血管紧张度下降。血管床扩张、肺淤血导致肺水肿甚至出血，肺表面活性物质减少。

（4）组织缺氧和酸中毒：代谢紊乱和循环障碍导致组织缺血缺氧，形成代谢性酸中毒。呼吸抑制使 CO_2 排出减少，致呼吸性酸中毒，与硬肿及体温降低程度密切相关。

（5）DIC 及凝血机制改变：寒冷致毛细血管壁受损，释放组织因子，血液浓缩，红细胞聚集，抗凝血酶Ⅲ、Ⅶ因子、血小板减少，易发生出血和 DIC。

（6）多脏器损害：寒冷应激下肾血流量减少，导致肾衰竭，脑功能抑制，肠蠕动弱，免疫活性下降，内分泌代谢变化。

三、临床表现

（1）低体温：体核温度（肛门内 5 cm 处温度）常降至 35 ℃，重症 <30 ℃。腋温－肛温差正常为正值或 0，若小于 –6 提示休克。

（2）一般表现：反应低下，哭声弱或低下，吸吮困难，全身及四肢冰冷，呼吸浅表，脉搏微弱。

（3）硬肿：全身皮下脂肪聚集的部位均可出现硬肿、水肿或硬而不肿，触及如橡皮样。常见于大腿两侧、臀部、小腿外侧、肩部，可波及背、胸、腹部及颊部，严重者手足心也可发硬。开始皮肤发红似熟蟹色，若伴有缺氧可呈紫红色，出血、循环障碍呈苍灰色，伴黄疸则苍黄似蜡样。硬肿范围计算方法：头颈部 20%，双上肢 18%，前胸及腹部 14%，背部及腰骶部 14%，臀部 8%，双下肢 26%。

（4）多器官功能损害：早期可有一过性心率增快，随病情加重，体温降低，硬肿加重，可逐渐缓慢，严重时心率 <100 次 / 分，心音低钝、节律不齐，毛细血管再充盈时间延长，微循环障碍表现，严重时可呈现休克、DIC、急性肾衰竭和肺出血等多脏器衰竭表现。

四、诊断与鉴别诊断

1. 诊断依据

（1）病史。

（2）临床特点。

（3）实验室检查：根据病情选择，动脉血气、血生化、心电图、胸部 X 线检查、血常规、血小板、出凝血时间及 DIC 筛查。

2. 鉴别诊断

新生儿寒冷损伤综合征的鉴别诊断见表 3–7–2。

表 3-7-2 新生儿寒冷损伤综合征的鉴别诊断

疾病	临床特点
新生儿皮下坏疽	绝大多数由金黄色葡萄球菌引起，多发生在生后 1 周，好发于新生儿容易受压的背部或腰骶部，偶发于枕部、肩、腿和会阴部，发病后皮下组织广泛坏死、发展及蔓延，无低体温情况
皮下脂肪硬化坏死	皮肤损害初期为鲜红或紫红色皮下深在局限的结节，为无痛性结节及斑块，能自行消退，无低体温情况
新生儿水肿	多见于四肢、腰背、颜面和会阴部，压之凹陷者称为凹陷性水肿，压之不凹陷者称为非凹陷性水肿，体温正常

五、病情分度

新生儿寒冷损伤综合征病情分度见表 3-7-3。

表 3-7-3 新生儿寒冷损伤综合征病情分度

分度	体温（℃）	腋温 - 肛温差	硬肿面积	器官功能改变
轻度	≥35	0	<20%	无明显改变
中度	<35	0 或负值	20%~50%	明显功能改变
重度	<30	负值	>50%	功能衰竭

六、治疗

新生儿硬肿症的治疗见表 3-7-4。

表 3-7-4 新生儿硬肿症的治疗

目的	方法
复温	① 轻中度（>35 ℃）：可用缓慢复温法，置于 30 ℃暖箱内，以后每小时提高箱温 1 ℃，视情况调至 30~34 ℃，合理控制温度范围，以期在 6~12 小时内体温恢复正常
	② 重症：多主张快速复温，可将患儿送入预热至比肛温高 1~2 ℃的暖箱内（不超过 34 ℃），开始复温，或辅助以温水浴（水温 39~40 ℃，每天 1~2 次），待肛温恢复至 35 ℃时，维持暖箱为适中温度。密切监测体温及生命体征
热量和液体供给	① 热量：开始按每日 50 kcal/kg，短时间内增至 100~120 kcal/kg
	② 葡萄糖溶液：体温低时宜慢速静脉滴注，6~8 mg/（kg · min），体温恢复后根据血糖水平增加输注速度
	③液体量：重症伴有尿少、无尿或明显心肾功能损害者严格限制液体量
	④脂肪乳：有利于清除炎症介质，防治 MODS

续表

目的	方法
纠正多器官功能紊乱	① 微循环障碍、休克：维持心功能，纠正酸中毒、扩容
	② 心率低：多巴胺 5~10 μg/（kg · min）
	③ 扩容、纠正酸中毒：生理盐水 10 ml/kg，1 小时内经静脉滴注，明显酸中毒可用 1.4% 碳酸氢钠代替
	④ 继续补液：用 1/3 或 1/4 张液 70~90 ml/kg 缓慢静脉滴注
	⑤ DIC：肝素 1 mg/kg，6 小时后按 0.5~1 mg/kg 给予，病情好转后延长用药间隔直至停药。2 剂肝素后应给予新鲜冰冻血浆
	⑥ 肺出血：立即气管插管，正压通气，注射用血凝酶 0.5 U 静脉注射，0.5 U 气管滴入，同时进行对因治疗
控制感染	根据感染性质选用敏感、肾毒性小的抗生素
其他	大剂量维生素 E 辅助治疗

七、预防

1. 加强新生儿护理，产房和新生儿室内温度不低于 24 ℃。
2. 新生婴儿立即擦干皮肤，注意保暖。
3. 加强喂养，补充热量。
4. 新生儿转运过程中应有合适的保暖措施。
5. 做好孕期保健，预防早产、感染、窒息、产伤等。

八、课后习题

1. 新生儿寒冷损伤综合征的临床表现及鉴别诊断是什么？
2. 新生儿寒冷损伤综合征的复温措施有哪些？
3. 怎样预防新生儿寒冷损伤综合征的发生？

（首都医科大学附属北京潞河医院　李晓香）

第八节　新生儿低血糖症

【学习目标】

了解新生儿低血糖症的病因、临床表现、诊断和防治。

【重点难点】

新生儿低血糖的病因。

新生儿低血糖症（neonatal hypoglycemia）是指新生儿血糖值低于正常新生儿的最低血糖值，无论胎龄和日龄，静脉血糖低于 2.2 mmol/L 即可诊断，而低于 2.6 mmol/L 为临床需要处理的界限值。

一、病因

1. 糖原和脂肪贮存不足　低出生体重儿包括早产儿和小于胎龄儿，贮存能量少，生后代谢所需能量又相对高，易发生低血糖症。

2. 耗糖过多　新生儿患严重疾病如窒息、硬肿症、败血症和呼吸窘迫综合征等均因伴有代谢率增加、缺氧、低体温及摄入减少而易发生低血糖症。

3. 内分泌和代谢性疾病　垂体功能、甲状腺功能、肾上腺皮质功能低下，生长激素缺乏，胰高血糖素缺乏。

4. 遗传代谢及其他疾病　半乳糖血症、糖原贮积症、果糖不耐受、枫糖尿症、甲基丙二酸血症、丙酸血症、遗传性酪氨酸血症等。

二、临床表现

1. 症状和体征　症状和体征常为非特异性，多出现在生后数小时至 1 周内，或因伴发其他疾病过程而被掩盖。主要表现为反应差、阵发性发绀、震颤、眼球不正常转动、惊厥、呼吸暂停、嗜睡、不吃等，有的出现多汗、苍白及反应低下等。

2. 低血糖脑病　低血糖会导致中枢神经系统损伤，严重时可出现延髓生命中枢功能障碍的症状。

三、诊断

静脉血糖低于 2.2 mmol/L 即可诊断。

四、预防及治疗

1. 尽早开始喂奶　对可能发生低血糖者应根据具体病情，从生后 1 小时即开始喂奶（或鼻饲）。

2. 输注葡萄糖溶液　如血糖低于需要处理的界限值 2.6 mmol/L：患儿无症状，应静脉滴注葡萄糖溶液 6~8 mg/（kg · min）；如有症状，应立即静脉注射 10% 葡萄糖溶液 2 ml/kg，随后继续滴注葡萄糖溶液 6~8 mg/（kg · min）。上述情况均需根据后续的血糖监测来调整葡萄糖溶液输入量。

3. 药物　如经上述治疗不能维持正常血糖水平，可加用激素，如氢化可的松。持续性低血糖可加用胰高血糖素肌内注射，必要时同时用二氮嗪和生长抑素。

4. **病因治疗** 积极治疗原发病。

五、课后习题

1. 简述新生儿低血糖症的常见病因和诊断依据。
2. 新生儿低血糖症的治疗方法有哪些?

（首都医科大学附属北京潞河医院 李晓香）

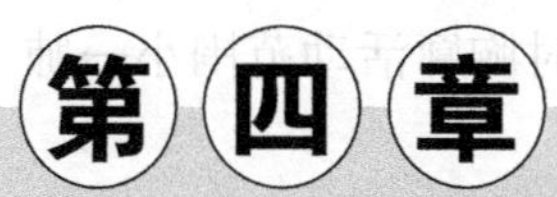

呼吸系统疾病

【学习目标】

1. 掌握小儿肺炎的临床表现、诊断与治疗。
2. 熟悉肺炎与支气管炎、支气管异物、肺结核的鉴别。
3. 了解小儿呼吸系统解剖生理特点，了解小儿肺炎的病因和病理生理特点。

【本节提要】

1. 重点 掌握支气管肺炎合并心力衰竭的诊断与处理，几种不同病原体所致肺炎的特点。

2. 难点 小儿肺炎的病理生理特点。

第一节　小儿呼吸系统解剖生理特点

一、解剖特点

呼吸系统以喉环状软骨下缘为界分为上、下呼吸道。上呼吸道包括鼻、鼻窦、咽、咽鼓管、会厌及喉；下呼吸道包括气管、支气管、毛细支气管、呼吸性细支气管、肺泡管及肺泡。

1. 鼻 鼻腔短，无鼻毛，后鼻道窄，黏膜嫩，血管多，易感染导致呼吸困难→鼻窦炎。

2. 鼻泪管 短，开口近内眦，瓣膜功能差→结膜炎。

3. 咽鼓管 较宽、直、短、水平位→中耳炎。

4. 扁桃体 1 岁末渐增大，4~10 岁发育达高峰→急性扁桃体炎。

5. 喉 漏斗状，腔狭窄，声门裂相对窄，黏膜嫩，富有血管和淋巴组织→炎症→水肿、声嘶→呼吸困难。

6. 气管、支气管 短、狭窄，黏膜嫩，血管丰富，软骨软，缺乏弹力组织，黏液腺分泌不足，纤毛运动差→易感染，导致呼吸道梗阻。

7. 右支气管 短粗，夹角小，异物坠入→右肺不张或肺气肿。

8. 肺弹力纤维组织 发育较差，血管丰富，肺泡数量较少→肺含血多，含气量较少→易感染，并易引起间质性肺炎、肺气肿、肺不张等。

9. 胸廓 胸腔小，肺相对大，呼吸肌不发达→呼吸时胸廓活动范围小→肺不能充分扩张、通气和换气→缺氧、CO_2潴留→青紫。

二、生理特点

1. 呼吸频率及节律、呼吸类型与成人不同。

2. 呼吸功能特点为肺活量、潮气量、每分通气量、气体弥散量较成人小，气道阻力较成人大。

3. 呼吸功能的储备能力较低，易发生呼吸衰竭。

三、免疫特点

1. 非特异性免疫 鼻毛少，咳嗽反射弱，平滑肌、纤毛运动功能差→易呼吸道感染。

2. 特异性免疫 婴幼儿SIgA、IgA、IgG和IgG亚类含量低，溶菌酶、乳铁蛋白、干扰素、补体数量及活性不足。

第二节 支气管肺炎

肺炎是由不同病原体或其他因素所致的肺部炎症。临床表现为发热、咳嗽、气促，呼吸困难及肺部固定湿啰音。可按病理、病因、病程、病情、临床表现及感染地点进行分类。临床上若病原明确，则按病因分类，以利指导治疗，否则按病理分类。支气管肺炎是小儿时期最常见的肺炎。

一、病因

1. 病原体 病毒、细菌、肺炎支原体。

2. 入侵途径

（1）呼吸道入侵，向下蔓延。

（2）少数经血行入肺。

二、病理及病理生理

1. 病理 以肺泡、肺间质充血水肿、炎性浸润为主。

细菌感染：肺实变、肺泡炎症为主。

病毒感染：肺间质病变为主。

2. 病理生理

（1）呼吸功能不全

支气管黏膜充血、水肿→管腔狭窄→通气障碍→O_2减少。

肺泡壁充血、水肿→肺泡内分泌物→换气障碍→CO_2增多、O_2减少。

（2）毒血症

病原体→毒血症→感染中毒症状（高热、嗜睡、惊厥）。

（3）循环系统

缺氧→肺小动脉收缩→肺动脉高压→右心负荷↑→心力衰竭。

缺氧→心肌收缩力↓→心力衰竭，CO_2↑→心肌受抑制。

病原体毒素→中毒性心肌炎。

微循环障碍→休克、DIC。

（4）中枢神经系统

缺氧 CO_2 潴留→脑血管扩张→颅内压增高。

缺氧→脑细胞无氧代谢↑→乳酸堆积，ATP 生成↓，Na^+–K^+ 离子泵转运功能障碍→脑细胞内水钠潴留→脑水肿→中枢性呼吸衰竭。

病原体毒素→脑水肿→中毒性脑病。

（5）消化系统

缺氧和毒血症→胃肠功能紊乱→中毒性肠麻痹。

胃肠道出血（胃肠毛细血管通透性增加）。

（6）水、电解质和酸碱平衡失调

缺氧及 CO_2↑→混合性酸中毒。

缺氧→抗利尿激素分泌↑→水钠潴留→ Na^+ 进入细胞内→稀释性低钠血症。

三、临床表现

1. 轻症（仅有呼吸系统症状）

（1）发热：热型不一。新生儿体温可不升。

（2）咳嗽：频繁，早期刺激性干咳，以后咳嗽有痰。新生儿口吐白沫。

（3）气促：发热及咳嗽后出现。

（4）全身症状：精神不振、食欲差等。

（5）呼吸困难：呼吸增快，40~80 次 / 分，可见鼻翼扇动和三凹征（胸骨上窝、锁骨上窝及肋间隙软组织凹陷）；发绀，口周、鼻唇沟和指（趾）端明显。

（6）肺部湿啰音：中小固定，两肺底、脊柱旁多于深吸气末明显。病灶融合出现肺实变体征。

2. 重症（除呼吸道症状外，还有其他各系统功能障碍）

（1）循环系统：心肌炎，心力衰竭。

（2）神经系统：脑水肿，中毒性脑病。

（3）消化系统：中毒性肠麻痹，消化道出血。

（4）DIC：血压下降，多部位出血。

（5）抗利尿激素异常分泌综合征：全身凹陷性水肿。

心力衰竭诊断标准：①呼吸突然加快，>60 次 / 分；②心率突然 >180 次 / 分；③骤然极度烦躁不安，明显发绀，面色发灰，指（趾）甲微血管充盈时间延长；

④心音低钝，奔马律，颈静脉怒张；⑤肝迅速增大；⑥尿少或无尿，颜面、眼睑或双下肢水肿。具有前 5 项即可诊断。

四、并发症

并发症包括脓胸、脓气胸、肺大疱。

五、辅助检查

1. 外周血白细胞计数

（1）细菌性肺炎：白细胞增高，中性粒细胞百分比增高，C 反应蛋白升高，降钙素原（PCT）升高。

（2）病毒性肺炎：白细胞计数正常或下降，淋巴细胞百分比增高，有时可见异型淋巴细胞。

2. 病原学检查

（1）细菌培养：血、痰、胸腔穿刺液、肺泡灌洗液等，时间长（3~7 天）。

（2）病毒分离：起病 7 天内，鼻咽洗液病毒分离，阳性率高，时间长，不能作早期诊断。

（3）病原特异性抗原检测（快速诊断）。

（4）病原特异性抗体检测。

（5）聚合酶链反应（PCR）或特异性基因，探针检测病原体 DNA。

3. X 线检查

（1）一般肺炎：双肺中下野有小片阴影，有合并症则出现相应 X 线征象，如肺气肿、肺大疱、胸腔积液。

（2）支原体肺炎：肺门影增宽、增浓，可见肺实质改变（图 4-2-1）。

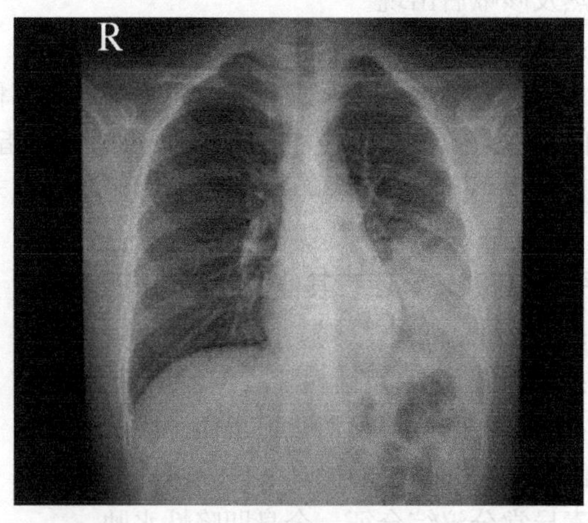

图 4-2-1　左下肺大片致密阴影

六、诊断

诊断依据：根据发热、咳嗽、气促、呼吸困难、肺部固定湿啰音可做出诊断，必要时可做胸部X线检查。

七、鉴别诊断

表 4-2-1 支气管肺炎的鉴别诊断

疾病	临床特点
急性支气管炎	可有发热、咳嗽、咳痰，肺部湿啰音不固定，随咳嗽、体位、时间而改变，X线示肺纹理增多、紊乱
肺结核	有结核接触史，结核菌素试验阳性，X线示肺部有结核病灶，粟粒性肺结核可有气促和发绀，但肺部啰音不明显
支气管异物	有异物吸入史，突然出现呛咳，可有肺不张和肺气肿，可鉴别。若病程迁延，继发肺部感染，需鉴别
支气管哮喘	儿童哮喘可无明显喘息发作，表现为持续性咳嗽，X线示肺纹理增多、排列紊乱和肺气肿，易与肺炎混淆。但根据过敏体质，肺功能检查及激发和舒张试验有助于鉴别

八、治疗

1. 一般治疗 保持室内空气清新，温、湿度适宜，保持呼吸道通畅，及时清除上呼吸道分泌物，变换体位，以利痰液排出。隔离患儿，饮食富含蛋白质和维生素，少量多餐。

2. 病原治疗

（1）抗生素治疗

1）选择敏感药物。

2）早期给药，联合用药：选用渗入下呼吸道浓度高的药，足量、足疗程、静脉用药。疗程：体温正常后5~7天，临床症状消失后3天停药。金黄色葡萄球菌感染疗程长，体温正常后继续用2周，总疗程6周。支原体、衣原体感染至少2~3周。

3）根据不同病原体选择抗感染药

a. 肺炎链球菌：首选青霉素或阿莫西林，耐药者首选头孢曲松、头孢噻肟、万古霉素，过敏者选用大环内酯类抗生素。

b. 金黄色葡萄球菌：首选苯唑西林钠或氯唑西林钠，耐药者选用万古霉素或联用利福平。

c. 流感嗜血杆菌：首选阿莫西林加克拉维酸（或加舒巴坦）。

d. 大肠埃希菌和肺炎克雷伯菌：首选头孢曲松或头孢哌酮，产超广谱 β 内酰胺酶（ESBLs）菌首选亚胺培南、美罗培南。

e. 铜绿假单胞菌：首选替卡西林加克拉维酸。

f. 肺炎支原体和衣原体：首选大环内酯类抗生素，如红霉素、阿奇霉素。

（2）抗病毒药物治疗

1）利巴韦林：对腺病毒、呼吸道合胞病毒有效。

2）干扰素：对呼吸道合胞病毒有效。

3）更昔洛韦：对巨细胞病毒有效。

4）磷酸奥司他韦：对流感病毒有效。

3. 对症治疗

（1）氧疗：凡有呼吸困难，喘憋，口唇发绀，面色苍灰，立即给氧。

1）鼻导管：流量 0.5~1 L/min，浓度 40%。

2）头面罩：流量 2~4 L/min，浓度 50%~60%。

3）如以上无效：可使用人工呼吸机。

（2）气道管理

1）保持呼吸道通畅：吸痰，清除鼻腔分泌物。

2）气道湿化：利用痰液排出，痰液黏稠可予乙酰半胱氨酸雾化吸入。

3）变换体位，拍背。

（3）止咳平喘治疗：咳喘重时使用布地奈德混悬液联合支气管舒张剂（沙丁胺醇或特布他林和异丙托溴铵溶液）雾化吸入。

（4）腹胀治疗

1）低钾：补钾。

2）中毒性肠麻痹：禁食、胃肠减压，酚妥拉明（每次 0.3~0.5 mg/kg）+ 糖 20 ml 静脉滴注 q2h 2~4 次。

（5）糖皮质激素的应用

1）中毒症状明显：呼吸衰竭、中毒性脑病、脑水肿、感染性休克。

2）严重喘憋：缓解支气管痉挛。

3）胸腔积液：减少液体渗出。短程，小剂量：甲泼尼龙 1~2 mg/（kg · d），疗程 3 天。

（6）肺炎合并心力衰竭：吸氧，镇静，利尿，强心，血管活性药。

1）利尿药：呋塞米，依他尼酸，剂量每次 1 mg/kg，稀释成 2 mg/ml，静脉注射或加入壶中静脉滴注；亦可口服呋塞米、依他尼酸或氢氯噻嗪。

2）强心药：地高辛或毛花苷 C 静脉注射。

3）血管活性药：常用酚妥拉明，每次 0.5~1.0 mg/kg，最大剂量不超过每次 10 mg，肌内注射或静脉注射，必要时间隔 1~4 小时重复使用；亦可用卡托普利和硝普钠。

（7）中毒性脑病

1）脱水：甘露醇 0.25~1.0 g/kg，每 6~8 小时 1 次。

2）改善通气：人工辅助通气。扩血管：酚妥拉明、山莨菪碱。抗惊厥：地西泮。

3）应用糖皮质激素：地塞米松，促进脑细胞恢复的药物。

（8）治疗并存疾病及并发症

1）佝偻病、贫血、营养不良：给予相应治疗。

2）脓胸、脓气胸：抽气排脓及胸腔闭式引流。

（9）中医疗法：抗病毒中药治疗等。

（10）肺部理疗。

（11）生物制剂：细胞免疫调节剂等。

表 4-2-2　各种病原体肺炎的临床特点

病原体	临床特点
肺炎链球菌	①发病年龄：5 岁以下儿童
	②传播途径：空气飞沫传播，呼吸道自体转移
	③病理：纤维渗出和肺泡炎为主
	④临床表现：起病急，高热，气促，呼气性呻吟，鼻翼扇动，发绀，胸痛，初咳轻，无痰，后有痰呈铁锈色，重症有中毒性脑炎表现，可有休克、RDS 表现，早期叩诊浊音，呼吸音减弱，肺实变后语颤增强，闻及管状呼吸音，消散期闻及湿啰音
	⑤ X 线检查：肺纹理增粗，大片致密阴影
	⑥外周血白细胞增多，中性粒细胞增多，红细胞沉降率增快，C 反应蛋白增多，降钙素原增多
金黄色葡萄球菌	①病理改变：肺组织广泛出血性坏死和多发性小脓肿形成
	②年龄：新生儿 ~1 岁
	③热型：弛张热型为主，早产儿和体弱儿可低热或无热
	④临床特点：起病急，中毒症状重，严重可伴休克
	⑤肺部体征出现早，干、湿啰音明显，有皮疹及迁徙性病灶
	⑥并发症：脓胸、脓气胸、肺脓肿
	⑦实验室检查：白细胞增多明显、核左移，有中毒颗粒。重症：白细胞减少，中性粒细胞增多
	⑧ X 线表现：小片状阴影，多发性肺脓肿、肺大疱，脓胸、脓气胸

续表

病原体	临床特点
革兰氏阴性杆菌	①病原菌以流感嗜血杆菌、肺炎克雷伯菌为多，新生儿感染多为大肠埃希菌所致
	②症状重，治疗困难，预后差
	③病理：肺内浸润、实变、出血坏死
	④临床特点：先有呼吸道感染症状，起病亚急性，中毒症状重，肺部闻及湿啰音，病变融合有实变体征
	⑤ X 线表现：X 线改变多样，基本改变为支气管肺炎征象
呼吸道合胞病毒	① 2~6 个月婴儿多见，喘憋为主要症状
	②呼吸道合胞病毒对肺的直接侵害，引起间质性炎症
	③临床特点：轻症表现为发热、呼吸困难不重；重症表现为呼吸困难、喘憋、发绀、鼻翼扇动及三凹征，伴发热，有时与心力衰竭难鉴别，肺部可听到中、细湿啰音
	④ X 线表现：可见小点片状影，可有局限性肺气肿、肺不张
	⑤血白细胞正常
腺病毒	①年龄：6 个月 ~2 岁，冬春季节多发
	②热型：稽留高热，持续时间长，2~3 周
	③临床特点：起病急，中毒症状重，咳嗽剧烈、呼吸困难，喘憋，发绀。肺部体征出现晚，热后 3~7 天出现，病灶融合呈现肺实变体征，有消化道症状，肝、脾增大，麻疹样皮疹，心率加快，心音低钝，心力衰竭，嗜睡、惊厥等脑水肿表现
	④并发症：脑水肿，心肌炎，胸膜炎
	⑤化验：血象正常，酶联免疫吸附试验早期敏感性高
	⑥ X 线表现：肺部 X 线改变较肺部啰音出现早，强调早期摄片；大小不等的片状阴影，或融合成大病灶
	⑦病灶吸收慢，需数周或数月
肺炎支原体	①年龄：1.5~15 岁，近年婴幼儿发病率 25%~69%
	②热型：不定，低到中度发热，可呈持续高热，热程 1~3 周，有全身中毒症状
	③临床特点：症状重，刺激性干咳突出，持续时间较长，1~4 周，肺部体征少，婴幼儿起病急、病程长，呼吸困难，喘憋，肺部哮鸣音、湿啰音
	④并发症：肺外器官受累（心脏、脑、肝、肾），脑膜炎、溶血性贫血、血小板减少，哮喘、肾炎、血尿、蛋白尿等
	⑤实验室检查：血清冷凝集试验（1∶32）阳性，血清特异性 Ab 阳性
	⑥ X 线表现：肺门影增浓，支气管肺炎改变，间质性肺炎改变，均一的肺实变影

续表

病原体	临床特点
沙眼衣原体	①主要见于1~3个月内婴儿，母婴垂直传播
	②起病缓慢，可有上呼吸道感染症状，眼部常有黏稠分泌物
	③咳频、呼吸增快是主要表现，肺部闻及啰音
	④X线表现：双侧间质性或小片状浸润，双肺过度充气
	⑤肺部体征、X线所见可持续1个月消失
肺炎衣原体	①多见于学龄儿童
	②大部分为轻症，发病常隐匿
	③无特异性临床表现
	④呼吸系统最多见的症状是咳嗽
	⑤肺部偶闻及干、湿啰音或哮鸣音
	⑥X线表现：可见肺炎病灶

九、课后习题

1. 支气管肺炎的诊断标准有哪些?
2. 简述心力衰竭的诊断依据及治疗原则。
3. 支气管肺炎应与哪些疾病相鉴别?

（首都医科大学附属北京潞河医院 顾 珩）

第三节 支气管哮喘

【学习目标】

1. 掌握支气管哮喘的临床表现、诊断、临床分度分期及治疗原则；急性哮喘发作的严重度评估及哮喘危重状态的处理。

2. 熟悉支气管哮喘的发病机制，哮喘常用的药物。

3. 了解支气管哮喘的辅助检查方法，吸入疗法的常见方法及其适应证。

【重点难点】

1. 难点 支气管哮喘的发病机制，急性发作期的临床分度，哮喘危重状态的处理。

2. 重点 支气管哮喘的诊断及治疗。

支气管哮喘简称哮喘，是儿童期最常见的慢性呼吸道疾病，哮喘是由多种细胞（如嗜酸性粒细胞、肥大细胞、T 淋巴细胞、中性粒细胞及气道上皮细胞等）和细胞组分共同参与的气道慢性炎症性疾病。

一、发病机制

1. **免疫因素** 气道慢性炎症被认为是哮喘的本质。

2. **神经、精神和内分泌因素** 患儿 β 受体功能低下和迷走神经张力亢进，或同时伴有 α 肾上腺素能神经反应增强，从而发生气道高反应性。

3. **遗传学背景** 哮喘具有明显的遗传倾向。

4. **神经信号通路** 患儿体内神经信号通路的细胞因子、黏附因子和炎症介质对机体的作用，参与气道炎症和气道重塑。

二、危险因素

哮喘的危险因素包括吸入过敏原、食入过敏原、呼吸道感染、情绪变化、运动和过度通气、冷空气、药物、职业粉尘和气体等。

三、病理生理

支气管痉挛、管壁炎症性肿胀、黏液栓形成和气道重塑。

四、临床表现

1. **症状** 轻症表现为咳嗽、胸闷、气促、喘息，严重病例表现为端坐呼吸、大汗淋漓、面色青灰。

2. **体征** 桶状胸、三凹征、肺部闻及哮鸣音。严重病例可出现哮鸣音消失。

五、辅助检查

1. **血常规** 注意白细胞总数及中性粒细胞是否增加或降低，嗜酸性粒细胞是否增高。

2. **肺功能** 婴幼儿肺功能检查用于 3 岁以下儿童，3 岁以上儿童可以行脉冲震荡肺功能检查，常规肺功能检查一般用于 6 岁以上儿童（图 4-3-1）。

3. **胸部 X 线检查** 可为正常或间质性改变，可有肺气肿或肺不张改变。

4. **过敏原检测** 有皮肤点刺试验法、皮内试验法、血清特异性 IgE 测定（表 4-3-1）。

5. **其他** 呼出气一氧化氮浓度监测在儿童哮喘诊断及病情监测中有一定作用。

			18-7-18 10:16:12	
VT	[L]	0.50	0.64	127.5
IC	[L]	2.23	2.39	106.8
ERV	[L]	1.14	0.97	85.0
VC MAX	[L]	3.40	3.36	98.7
MVV	[L/min]	57.45		
FVC	[L]	3.37	3.02	89.6
FEV 1	[L]	2.80	2.12	75.7
FEV 1 %FVC	[%]	84.08	70.25	83.5
FEV 1 %VC MAX	[%]	84.08	63.19	75.2
PEF	[L/s]	5.95	4.26	71.6
FEF 25	[L/s]	5.21	2.69	51.7
FEF 50	[L/s]	3.69	1.61	43.6
FEF 75	[L/s]	1.90	0.58	30.4
MMEF 75/25	[L/s]	3.29	1.29	39.1
FET	[s]		3.23	
V backextrapol ati on ex	[L]		0.02	

图 4-3-1　常规肺功能

表 4-3-1　过敏原检查结果

过敏原	级别	过敏原	级别
户尘螨	0	牛肉	0
屋尘	0	贝	0
桑树	0	蟹	0
猫毛皮屑	0	芒果	0
狗毛皮屑	0.7	腰果	2.2
蟑螂	0	菠萝	0
苋	2.3	点青霉、分枝孢霉、烟曲霉、黑曲霉、交链孢霉	3.0
鸡蛋白	0	蒿、矮豚草、葎草、藜	0
牛奶	1	柏、榆、柳、桦、栎、杨、枫、胡桃、梧桐	3.0
虾	0	总 IgE 浓度大于 1000 IU/ml	

六、诊断

1. 儿童支气管哮喘的诊断标准（表 4–3–2）

表 4–3–2　儿童支气管哮喘诊断标准

1. 反复喘息、咳嗽、气促、胸闷，多与接触变应原、冷空气、物理和化学性刺激、呼吸道感染、运动以及过度通气（如大笑和哭闹）等有关，常在夜间和（或）凌晨发作或加剧。 2. 发作时双肺可闻及散在或弥漫性、以呼气相为主的哮鸣音，呼气相延长。 3. 上述症状和体征经抗哮喘治疗有效，或自行缓解。 4. 除外其他疾病所引起的喘息、咳嗽、气促和胸闷。 5. 临床表现不典型者（如无明显喘息或哮鸣音），应至少具备以下 1 项。（1）证实存在可逆性气流受限。①支气管舒张试验阳性：吸入速效 β_2 受体激动剂（如沙丁胺醇压力定量气雾剂 200~400 μg）后 15 分钟第一秒用力呼气量（FEV_1）增加≥12%；②抗感染治疗后肺通气功能改善：给予吸入糖皮质激素和（或）抗白三烯药物治疗 4~8 周，FEV_1 增加≥12%。（2）支气管激发试验阳性。（3）最大呼气峰流量（PEF）日间变异率（连续监测 2 周）≥13%
符合第 1~4 条或第 4、第 5 条者，可以诊断为哮喘

2. 咳嗽变异性哮喘的诊断标准（表 4–3–3）

表 4–3–3　咳嗽变异性哮喘诊断标准

1. 咳嗽持续 >4 周，常在运动、夜间和（或）凌晨发作或加重，以干咳为主，不伴有喘息； 2. 临床上无感染征象，或经较长时间抗生素治疗无效； 3. 抗哮喘药物诊断性治疗有效； 4. 排除其他原因引起的慢性咳嗽； 5. 支气管激发试验阳性和（或）PEF 日间变异率（连续监测 2 周）≥13%； 6. 个人或一、二级亲属过敏性疾病史，或变应原检测阳性
以上第 1~4 项为诊断基本条件

3. 哮喘预测指数（表 4–3–4）

表 4–3–4　儿童哮喘预测指数

主要危险因素：	次要危险因素：
（1）父母有哮喘病史；	（1）有食物变应原致敏的依据；
（2）经医生诊断为特应性皮炎；	（2）外周血嗜酸性粒细胞≥4%；
（3）有吸入变应原致敏的依据	（3）与感冒无关的喘息如哮喘
在过去 1 年喘息≥4 次，并且 1 项主要危险因素或 2 项次要危险因素。 如果哮喘预测指数阳性，则建议开始哮喘规范治疗	

七、鉴别诊断

支气管哮喘鉴别诊断见表4-3-5。

表4-3-5 支气管哮喘鉴别诊断

年龄	鉴别疾病
5岁及以下儿童哮喘的鉴别诊断	胃食管反流、复发性病毒性呼吸道感染、气管软化、异物吸入、结核病、先天性心脏病、囊性纤维化、原发性纤毛运动障碍、血管环、支气管肺发育不良、免疫缺陷
6~11岁儿童哮喘的鉴别诊断	慢性上气道咳嗽综合征，异物吸入，支气管扩张，原发性纤毛运动障碍，先天性心脏病，支气管肺发育不良，囊性纤维化
>12岁儿童哮喘的鉴别诊断	慢性上气道咳嗽综合征，声带功能异常，过度通气，呼吸功能失调，支气管扩张，囊性纤维化，先天性心脏病，α-抗胰蛋白酶缺乏，异物吸入

八、治疗原则和方法

1. 哮喘的治疗目标 ①有效控制急性发作的症状，并维持最轻的症状，甚至无症状；②防止症状加重或反复；③尽可能将肺功能维持在正常或接近正常水平；④防止发生不可逆的气流受限；⑤保持正常活动能力；⑥避免药物发生不良反应；⑦防止因哮喘而死亡。

2. 儿童哮喘防治原则 哮喘控制治疗应尽早开始，坚持长期、持续、规范、个体化治疗原则（表4-3-6）

表4-3-6 支气管哮喘的治疗

分类	方法
急性期治疗	① β_2受体激动剂；②糖皮质激素；③抗胆碱药物；④短效茶碱
哮喘危重状态的处理	①氧疗；②补液，纠正酸中毒；③支气管扩张剂的使用；④镇静剂；⑤抗菌药物治疗；⑥辅助机械通气
哮喘慢性持续期治疗	①糖皮质激素；②白三烯受体调节剂；③缓释茶碱；④长效 β_2受体激动剂；⑤肥大细胞膜稳定剂；⑥全身糖皮质激素治疗；⑦联合治疗；⑧特异性免疫治疗

九、管理与教育

1. 避免危险因素。
2. 哮喘的教育与管理。
3. 多形式教育。

十、预后

多数预后良好，30%~60% 的患儿可完全控制或自愈。

十一、课后习题

1. 病例分析

患儿，男，7 岁 9 个月，主因咳嗽、喘息 5 天，气促 3 天入院。既往 7 次喘息病史，婴儿期湿疹史。母亲有哮喘病史。入院查体：精神反应可，呼吸 40 次 / 分，可见“三凹征”，口周略发绀，双肺可闻及哮鸣音，心率 120 次 / 分，无杂音，节律整，余查体未见异常。肺功能：FEV_1 65% 的预计值，支气管舒张试验后 FEV_1 上升至 93%。入院后诊断儿童支气管哮喘急性中度发作。入院后给予布地奈德 + 异丙托溴胺 + 特布他林雾化，甲泼尼龙静脉滴注，雾化 3 天后病情好转，呼吸平稳，肺部哮鸣音消失，余查体未见异常。改为沙美特罗替卡松粉吸入剂吸入后门诊随诊。

问题：

（1）该病例病史是否完整，需要进一步获取什么信息？

（2）儿童喘息的常见病因有哪些？

（3）应进一步完善哪些检查？

2. 简答题

（1）儿童支气管哮喘的诊断依据、急性发作期治疗及缓解期治疗方法有哪些？

（2）支气管哮喘急性发作期的临床分度是什么？

（首都医科大学附属北京潞河医院　杨红秀）

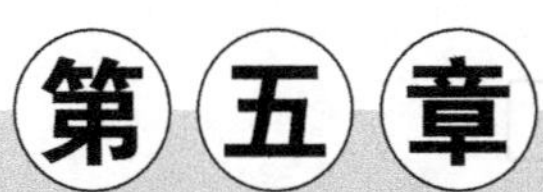

第五章 先天性心脏病

【学习目标】

1. 掌握室间隔缺损、房间隔缺损、动脉导管未闭及法洛四联症的血流动力学变化、临床表现及常见并发症的诊断。

2. 熟悉先天性心脏病的病因、分类及诊断，先天性心脏病的治疗原则。

3. 了解胎儿循环和新生儿循环的区别。

【重点难点】

1. 重点 室间隔缺损、房间隔缺损、动脉导管未闭及法洛四联症的血流动力学变化、临床表现及常见并发症的诊治。

2. 难点 室间隔缺损、房间隔缺损、动脉导管未闭及法洛四联症的病史特点、体格检查、心脏检查、辅助检查的要点。

第一节 先天性心脏病总论

先天性心脏病（congenital heart disease，CHD）是指胎儿时期心脏血管发育异常而致的心血管畸形，是小儿最常见的心脏病。

一、胎儿、新生儿血液循环转换

1. 正常胎儿血液循环特点 见图 5-1-1。

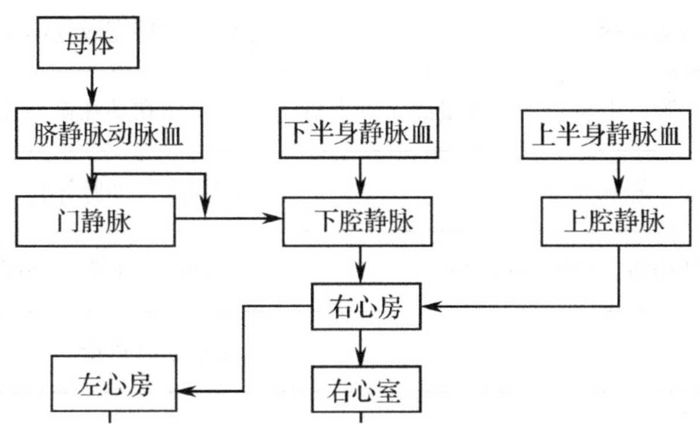

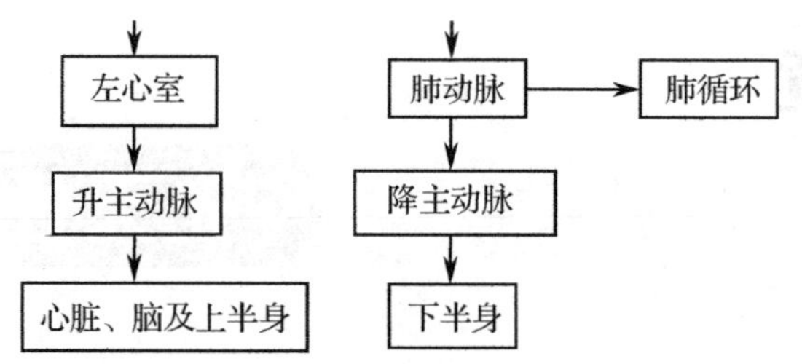

图 5-1-1 胎儿血液循环

2. 出生后血液循环特点 见图 5-1-2。

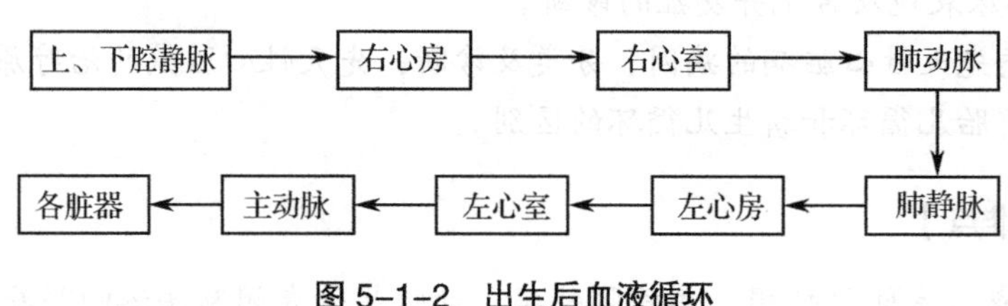

图 5-1-2 出生后血液循环

卵圆孔：①左心房压力超过右心房时，功能上关闭；②5~7 个月时解剖上关闭。

动脉导管：①足月儿 80% 生后 24 小时内功能上关闭；② 80% 于 3 个月内解剖上关闭；③ 95% 于 1 年内解剖上关闭。

静脉导管：6~8 周内闭锁形成韧带。

3. 胎儿期与出生后血液循环比较 见表 5-1-1、图 5-1-3（另见彩插）、图 5-1-4（另见彩插）。

表 5-1-1 胎儿期与出生后血液循环比较

胎儿期	出生后
由母体循环完成气体交换	由肺循环完成气体交换
多为混合血，心、脑、上半身血氧含量高于下半身	静脉血和动脉血分开
卵圆孔、动脉导管、静脉导管开放	卵圆孔、动脉导管、静脉导管闭合
肺动脉压与主动脉相似，肺循环阻力高	肺动脉压下降，肺循环阻力低
右心室高负荷	左心室高负荷

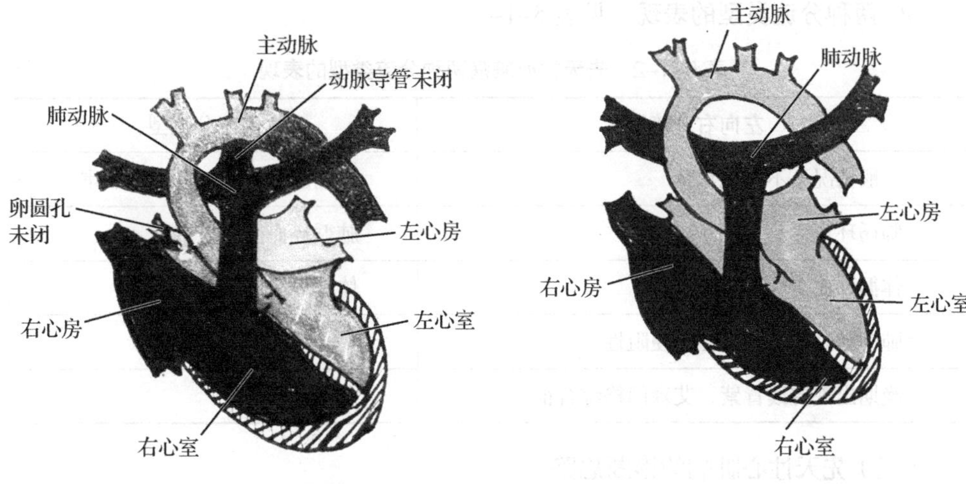

图 5-1-3　胎儿期血液循环　　图 5-1-4　出生后血液循环

二、先天性心脏病的病因、分类及诊断

（一）先天性心脏病的病因

1. **基因因素**　染色体、单个基因变异。

2. **基因和环境共同作用**　多因素遗传、环境作用、药物、感染、孕母条件等。

（二）先天性心脏病的分类

1. **常见先天性心脏病分类**　见图 5-1-5。

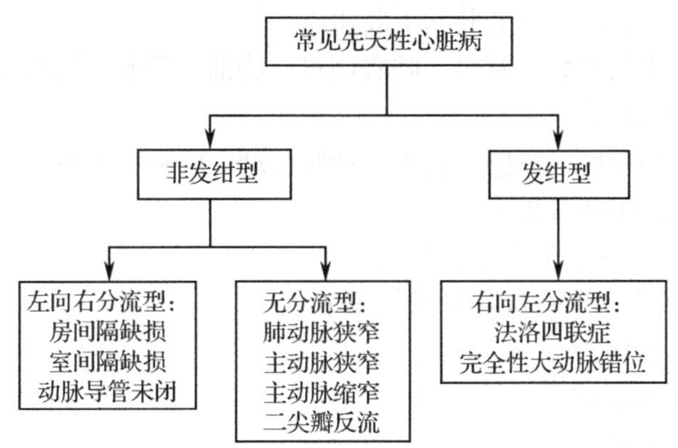

图 5-1-5　常见先天性心脏病的分类

2. 两种分流类型的表现 见表 5-1-2。

表 5-1-2 先天性心脏病两种分流类型的表现

左向右分流型	右向左分流型
一般情况下不出现青紫	早期出现青紫，进行性加重
肺循环血多	肺循环血少（或多）
体循环血少	体循环为混合血
肺动脉高压（动力性、梗阻性）	
晚期出现持续青紫、艾森门格综合征	

（三）先天性心脏病的诊断思路

通过病史采集（现病史、既往史、母亲妊娠史、家族史）、体格检查（一般检查、心脏体征、血管检查）及必要的实验室检查（心电图、胸部X线检查、心脏超声、磁共振成像、放射性核素显像、运动试验、心导管检查及心血管造影、计算机断层扫描）对儿童心脏病做出病因、解剖、功能的诊断。

1. 病史

（1）母妊娠史：孕期3个月内感染、使用药物、接触射线、接触毒物史。

（2）先天性心脏病常见症状：①发绀；②喂养困难；③呼吸困难；④发育迟缓；⑤出汗；⑥疲乏；⑦声嘶。

2. 体格检查

（1）测量血压：测量双上肢和下肢血压。

（2）视诊：生长发育、营养、呼吸困难、胸前区隆起、发绀（唇舌和甲床）、杵状指、合并其他畸形。

（3）触诊：心前区抬举感、震颤、动脉搏动、肝和脾大小。

（4）叩诊：心脏浊音界大小。

（5）听诊：S_1、S_2、异常心音及杂音。

1）小儿听诊常用听诊区：见图 5-1-6。

a. 二尖瓣听诊区。

b. 肺动脉瓣听诊区。

c. 主动脉瓣听诊区。

d. 三尖瓣听诊区。

2）听诊内容

a. 心率。

b. 心律。

c. 心音。

d. 杂音：位置、分级、时相、性质及有无传导。

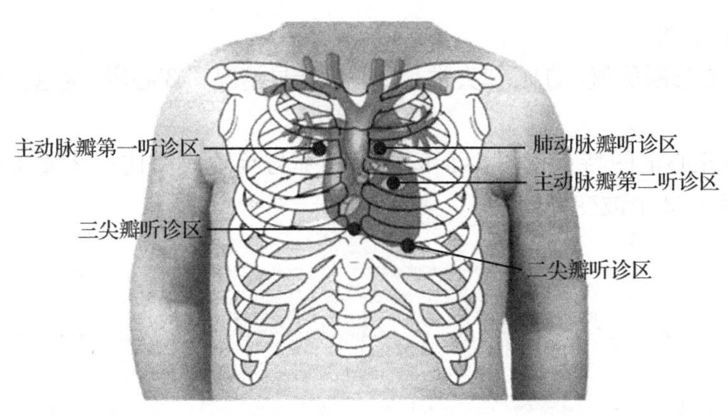

图 5-1-6　听诊区

3）杂音的分类

a. 收缩期杂音

i.S_1 之后开始，S_2 之前结束。

ii. 分为全收缩期杂音及早期、中期和晚期收缩期杂音。

b. 舒张期杂音

i.S_2 之后开始，S_1 之前结束。

ii. 分为早、中、晚三期杂音。

c. 全期杂音。

3. 辅助检查

（1）X 线检查（图 5-1-7）：①心脏位置；②心胸比例；③心脏各腔及大血管影；④肺血管影；⑤肺门搏动；⑥有无内脏异位症。

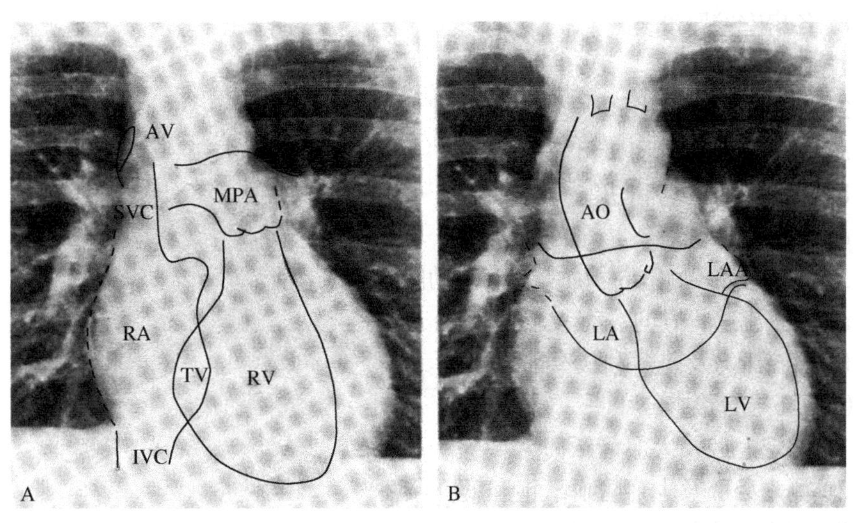

图 5-1-7　胸部正位 X 线检查心脏投影

（2）心电图

1）主要诊断价值：①心律失常；②心脏传导情况；③心房、心室肥大；④心肌缺血。

2）小儿心电图特点（图 5-1-8）：①心率与年龄成反比；②婴儿 QRS 波以右心室占优；③ T 波变异较大。

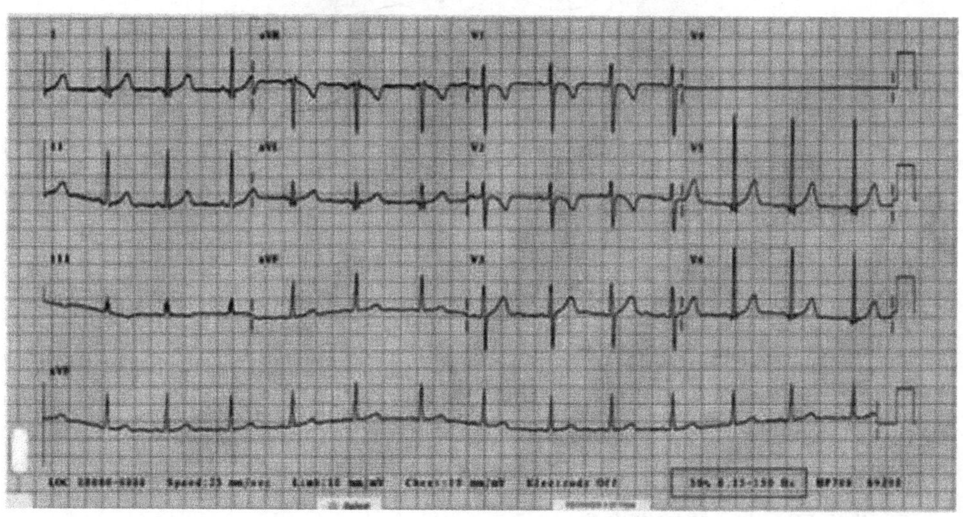

图 5-1-8　小儿正常心电图

（3）超声心动图

1）M 型超声心动图

a. 心腔的内径。

b. 各房室壁厚度。

c. 心功能。

2）二维超声心动图

a. 心脏解剖结构。

b. 瓣膜实时运动和功能。

c. 心腔大小。

3）彩色多普勒（Doppler）超声心动图

a. 血流流速、方向、有无紊流。

b. 心腔压力及跨瓣和狭窄前后压差。

（4）心导管检查

1）测定心腔及大血管压力。

2）测定心腔及大血管血氧饱和度。

3）有无分流及分流位置。

4）评价肺血管床状态。

5）心内膜活检及电生理测定。

（5）心血管造影

诊断价值：①观察造影区域的解剖和功能特点；②观察血管位置和形态是复杂性先天性心脏病的主要检查手段。

（6）其他检查

1）放射性核素心血管造影。

2）同位素心肌显像。

3）CT 扫描。

4）磁共振成像（MRI）。

第二节　常见的先天性心脏病

一、房间隔缺损

房间隔缺损（atrial septal defect，ASD）是小儿常见的先天性心脏病（10%）（图 5-2-1，另见彩插）。根据病变部位不同，可分为三种类型：第一孔型（原发孔 10%）缺损、第二孔型（继发孔 75%）缺损和静脉窦型缺损（15%）。

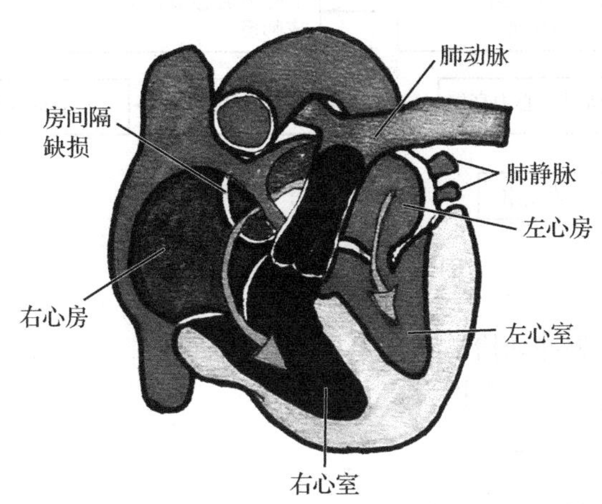

图 5-2-1　房间隔缺损示意图

（一）血流动力学变化

左向右分流的大小与心室顺应性、缺损大小及肺或体循环的相对阻力有关（图 5-2-2）。

（二）临床表现

1. 症状　见图 5-2-3。

2. 体征

（1）视诊：心前区饱满。

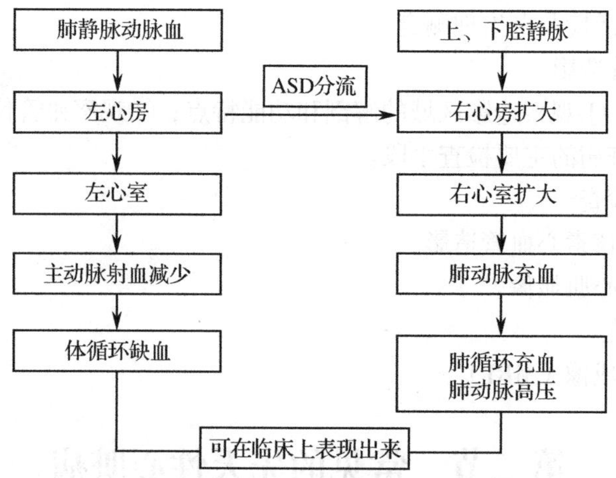

图 5-2-2　ASD 的血流动力学变化

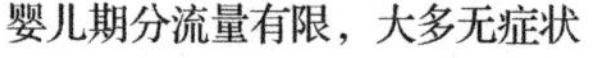

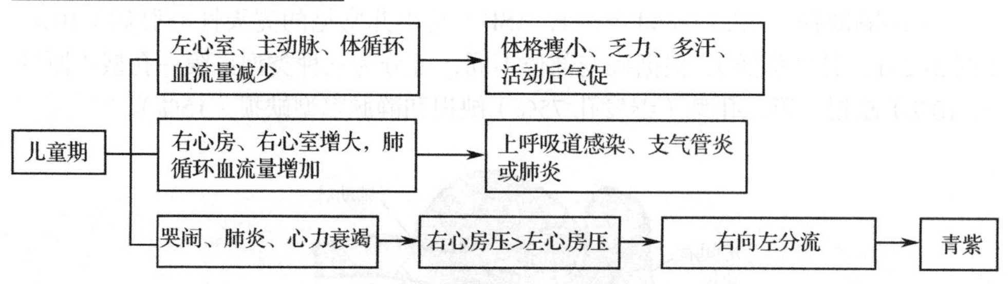

成人期发生心力衰竭和持续发绀

图 5-2-3　ASD 的临床症状

（2）触诊：心尖冲动抬举感。

（3）叩诊：心脏浊音界扩大。

（4）听诊：见图 5-2-4。

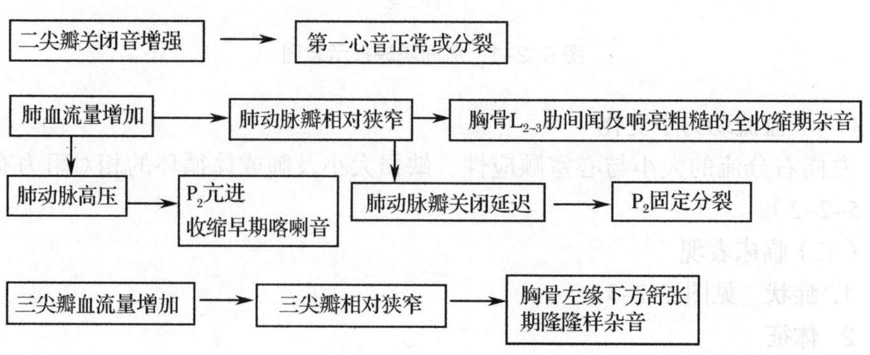

图 5-2-4　ASD 的听诊特点

（三）辅助检查

1. **心电图检查** 见图 5-2-5。

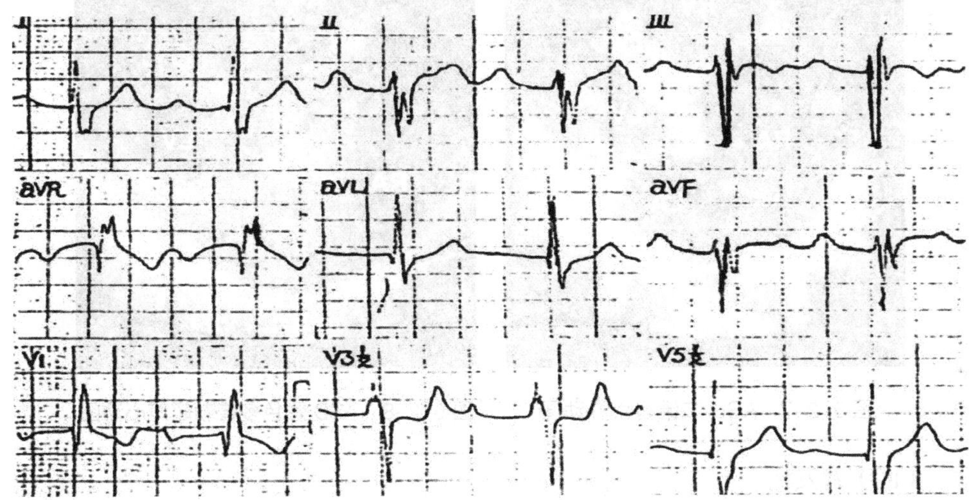

图 5-2-5 ASD 的心电图特点

原发孔缺损时，电轴左偏

2. **X 线检查** 肺纹理增多，右心影增大，肺动脉段突出，主动脉段正常或缩小。见图 5-2-6。

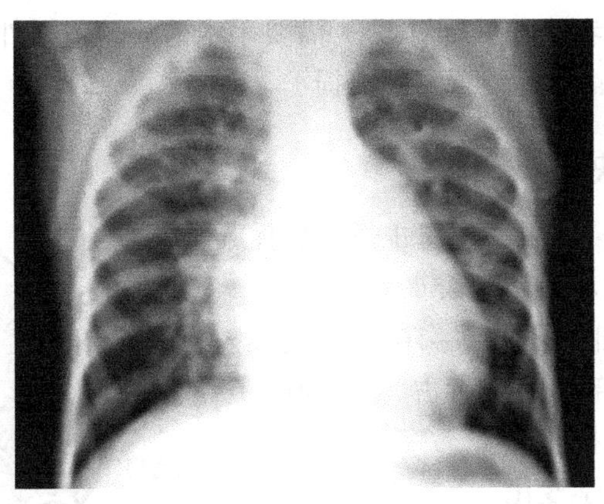

图 5-2-6 ASD 的 X 线表现

3. **超声心动图检查** 右心房、右心室及右心室流出道增大，右心室超负荷表现，多普勒超声心动图见心房水平分流。见图 5-2-7、图 5-2-8（另见彩插）。

4. **心导管检查** 房间隔缺损——继发孔型 ASD，右心导管检查可发现右心房血氧含量较上、下腔静脉平均血氧含量高，可了解肺动脉压力、阻力及分流量大小。

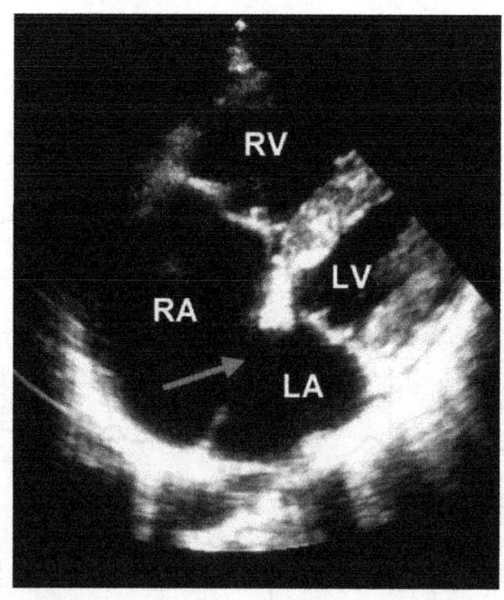

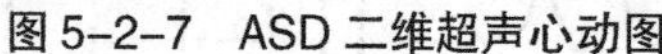
图 5-2-7 ASD 二维超声心动图

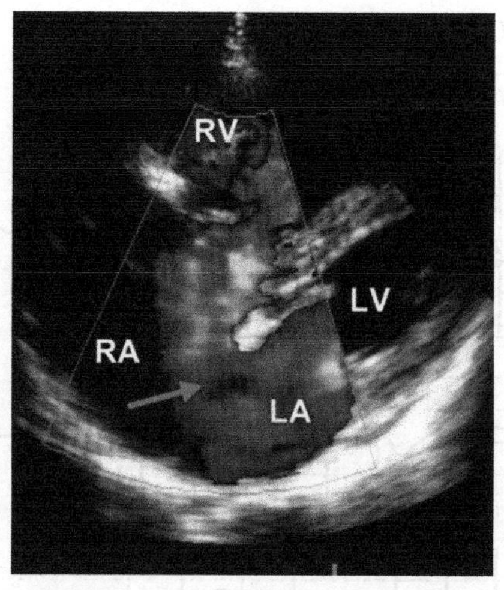

图 5-2-8 ASD 彩色多普勒超声心动图

（四）并发症

1. 反复呼吸道感染。

2. 充血性心力衰竭。

3. 亚急性细菌性心内膜炎。

（五）治疗

1. 缺损直径 <3 mm 多在 3 个月内自然闭合。

2. 缺损直径 >8 mm 自然闭合率极小。

3. 分流量较大者（Qp/Qs>1.5） 需要手术治疗，包括外科手术、介入性心导管术（利用 Amplazer 等装置关闭缺损）。

二、室间隔缺损

室间隔缺损（ventricular septal defect，VSD）是最常见的先天性心脏病（25%），缺损可发生在室间隔膜部（占 60%~70%）、流出道、心内膜垫和肌部（后三者占 30%~40%）（图 5-2-9，另见彩插）。

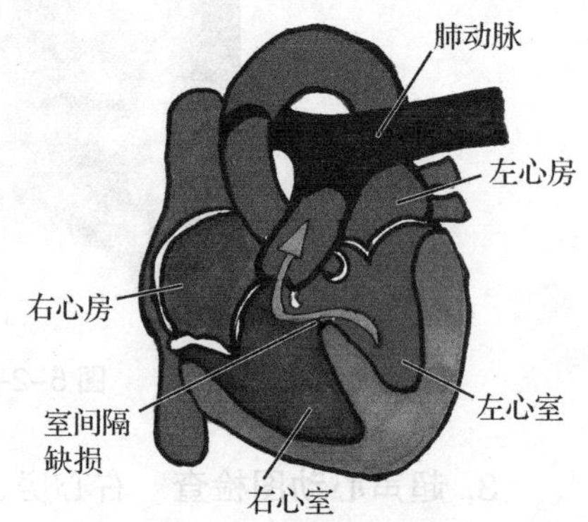

图 5-2-9 室间隔缺损示意图

（一）血流动力学变化

1. VSD 血流动力学变化特点 与缺损大小及肺血管床状况有关（表 5-2-1）。

表 5-2-1　不同程度室间隔缺损的特点

比较要点	小型 VSD（roger 病）	中型 VSD	大型 VSD
缺损直径（mm）	<5	5~15	>15
缺损面积（cm^2）	<0.5	0.5~1.5	>1.0
分流大小	小	中等	大
症状	无或轻微	有	明显
肺血管	可无影响	有影响	可导致肺高压、艾森门格综合征

2. 室间隔缺损血液循环途径　VSD 的血流动力学变化见图 5-2-10。

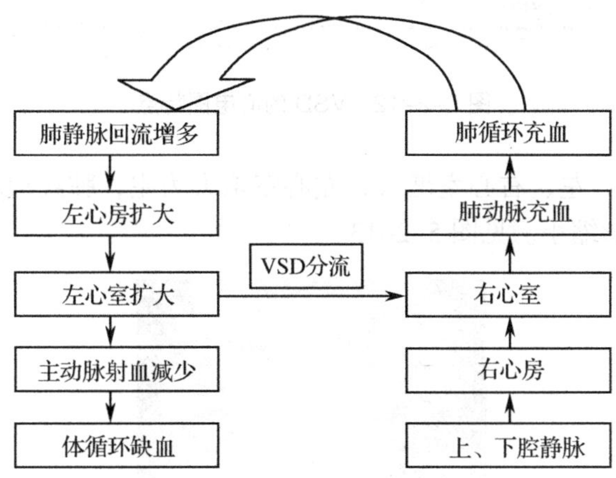

图 5-2-10　VSD 的血流动力学变化

（二）临床表现

VSD 的临床表现特点见图 5-2-11。

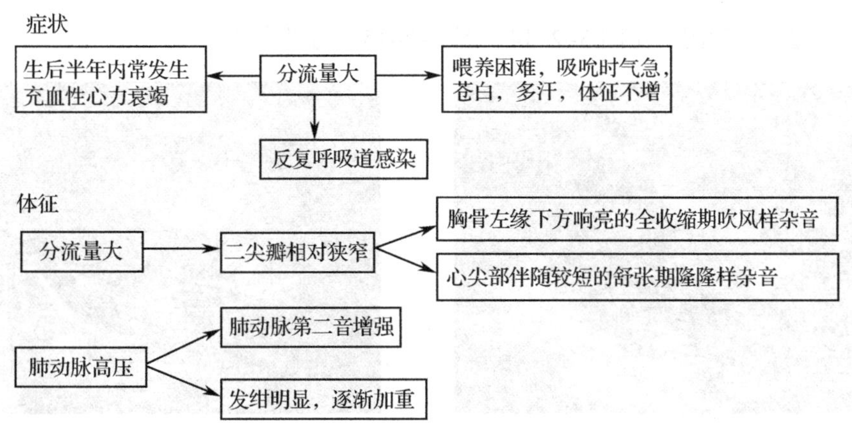

图 5-2-11　VSD 的临床表现特点

（三）辅助检查

1. 心电图检查 左心室肥大或双心室肥大，偶有左心房肥大。见图 5–2–12。

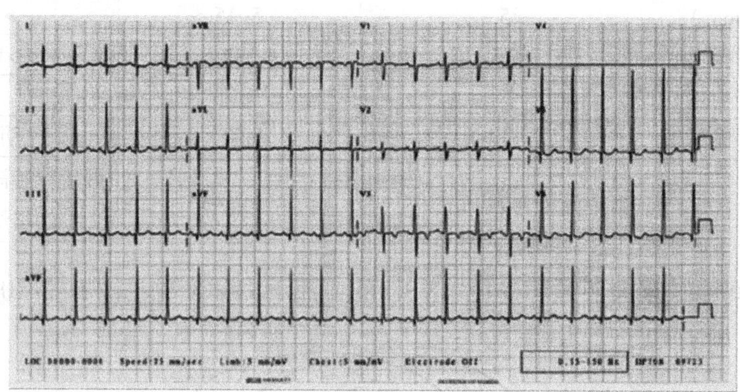

图 5–2–12 VSD 的心电图特点

2. X 线检查 左、右心室增大，左心室增大为主，肺纹理增粗，肺动脉段凸出，主动脉弓影缩小。见图 5–2–13。

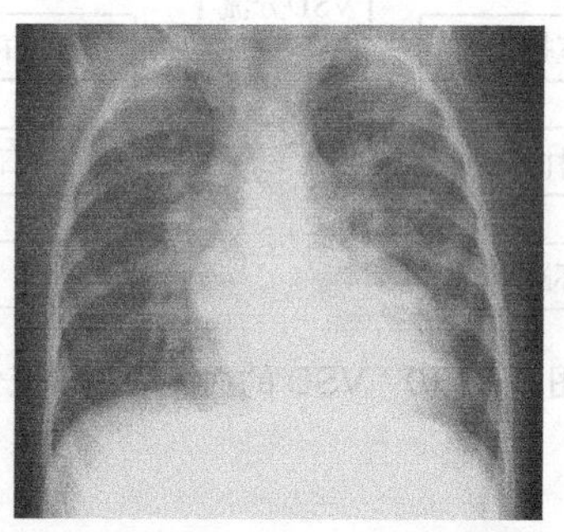

图 5–2–13 VSD 的 X 线表现

3. 超声心动图 见图 5–2–14、图 5–2–15（另见彩插）。

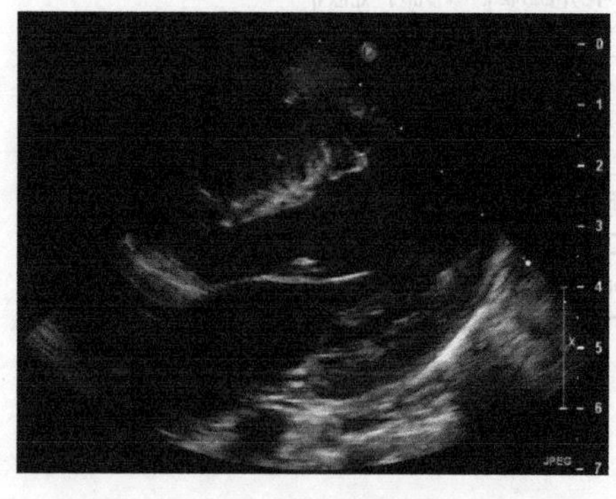

图 5–2–14 VSD 二维超声心动图

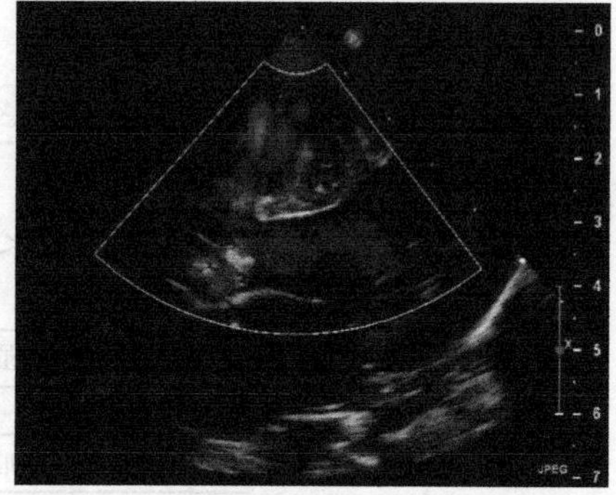

图 5–2–15 VSD 彩色多普勒超声心动图

（1）二维超声心动图显示缺损直接征象。

（2）彩色多普勒超声心动图显示心室水平分流。

（3）频谱多普勒超声心动图估算跨膈压差和肺动脉压力。

Qp/Qs=1：正常。

Qp/Qs>1.5：中等分流。

Qp/Qs>2：大量分流。

4. 心导管检查　室间隔缺损——膜周部、肌部，右心导管检查可以发现右心室血氧含量高于右心房，并可测定肺动脉压力及推算肺小动脉阻力情况。

（四）并发症

1. 反复呼吸道感染。
2. 充血性心力衰竭。
3. 亚急性细菌性心内膜炎。

（五）治疗

1. 膜周部和肌部小梁部缺损有自然闭合可能。
2. 内科治疗：防治心力衰竭、治疗肺炎。
3. 外科直视手术修补。
4. 心导管介入治疗。

三、动脉导管未闭

动脉导管未闭（patent ductus arteriosus，PDA）为小儿先天性心脏病常见类型之一，占先天性心脏病发病总数的 15%。动脉导管是胎儿期为维持正常胎儿循环而连接肺动脉与降主动脉间的血管通道，出生后一段时间即功能性关闭，继而解剖性关闭。如关闭机制存有先天性缺陷，即出现动脉导管未闭（图 5-2-16，另见彩插）。未闭的动脉导管根据大小、长短和形态不一，一般分为三型：管型、漏斗型、窗型。

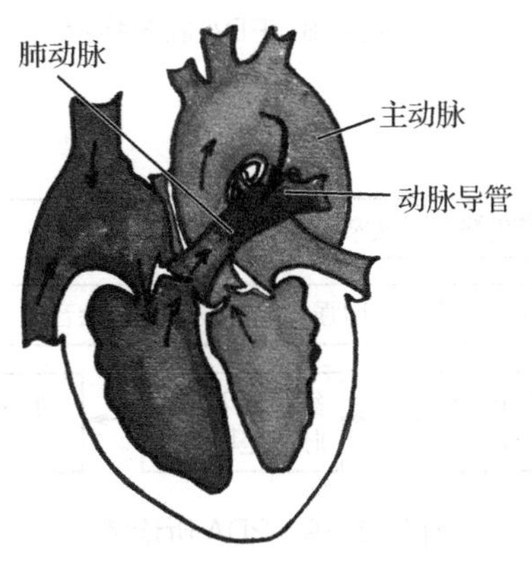

图 5-2-16　PDA 示意图

（一）血流动力学变化

1. **左向右分流的大小取决于** ①导管的大小；②主－肺动脉压差。

2. **差异性发绀（differential cyanosis）** ①肺动脉压力超过主动脉时；②右向左分流所致；③下半身青紫，左上肢轻度青紫，右上肢正常。

PDA 血流动力学变化见图 5–2–17。

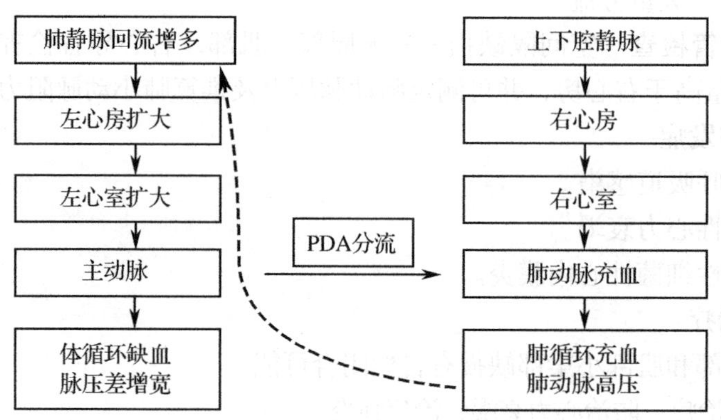

图 5–2–17　PDA 血流动力学变化

（二）临床表现

1. **症状** 见图 5–2–18。

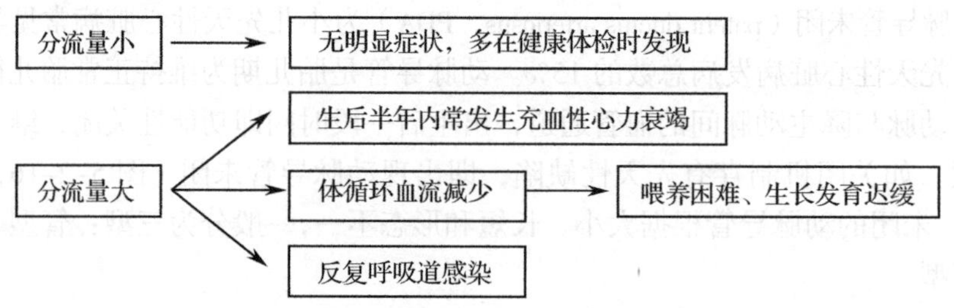

图 5–2–18　PDA 临床症状

2. **体征** 见图 5–2–19。

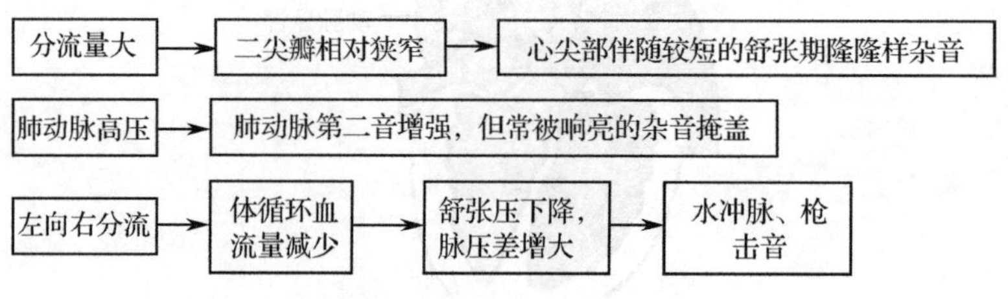

图 5–2–19　PDA 听诊特点

（三）辅助检查

1. **心电图**　左心室或双心室肥大，偶有左心房肥大（图 5-2-20）。

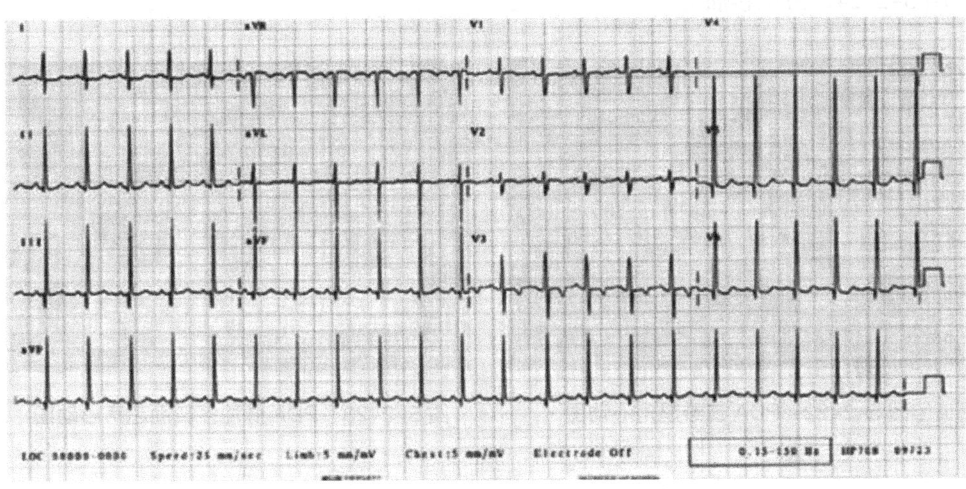

图 5-2-20　PDA 心电图

2. **X 线检查**　心胸比例增大，左心房、心室增大，肺血增多，肺动脉段凸出，主动脉弓正常或凸出。见图 5-2-21。

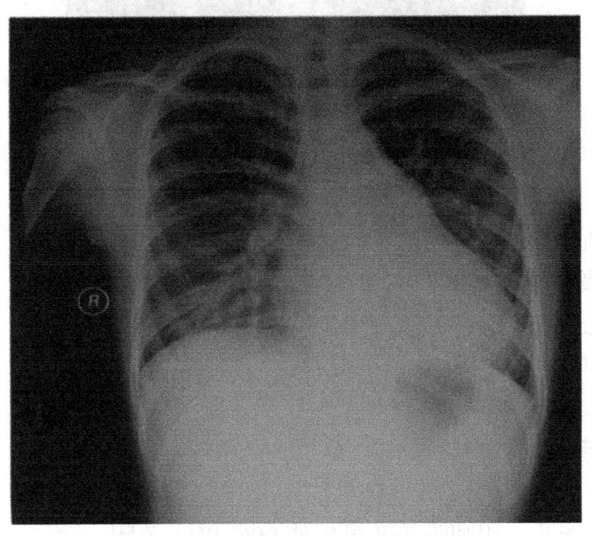

图 5-2-21　PDA 的 X 线表现

3. 超声心动图 二维超声检查可以直接探查到PDA（图5-2-22），脉冲多普勒超声示典型的连续性湍流频谱（图5-2-23），彩色多普勒超声见PA与AO分流（图5-2-24，另见彩插）。

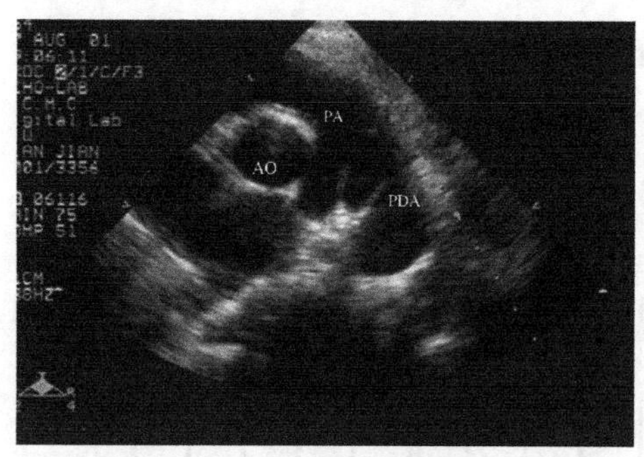

图5-2-22 PDA二维超声心动图

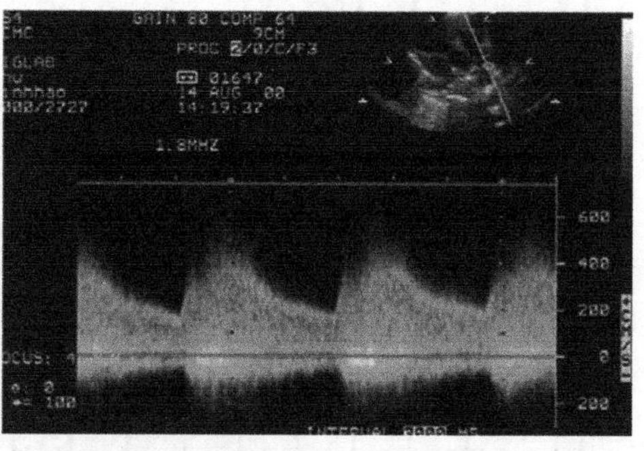
图5-2-23 PDA脉冲多普勒超声心动图

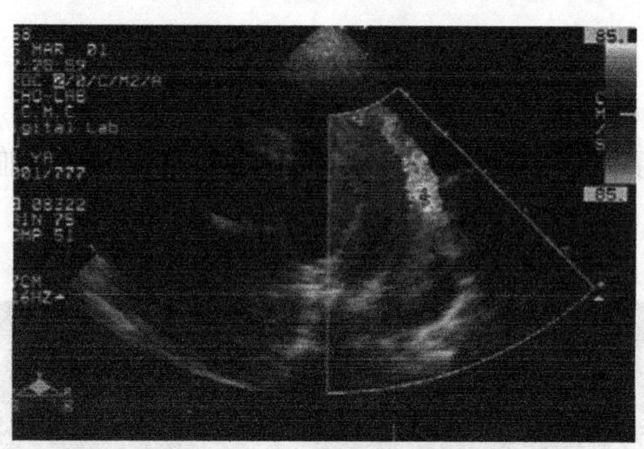
图5-2-24 PDA彩色多普勒超声心动图

（四）并发症

1. 反复呼吸道感染。

2. 充血性心力衰竭。

3. 亚急性细菌性心内膜炎。

（五）治疗

1. 内科治疗

（1）防治心力衰竭。

（2）对于早产儿，用吲哚美辛可促使90% PDA关闭。

2. 外科手术 介入治疗。

四、法洛四联症

法洛四联症（tetralogy of Fallot，TOF）是存活婴儿中最常见的青紫型先天性心脏病，约占先天性心脏病的10%。

法洛四联症由四种畸形组成，包括：①右心室流出道梗阻：漏斗部狭窄多见，也可为肺动脉瓣狭窄；②室间隔缺损；③主动脉骑跨；④右心室肥厚：继发性改变。见图5-2-25（另见彩插）。

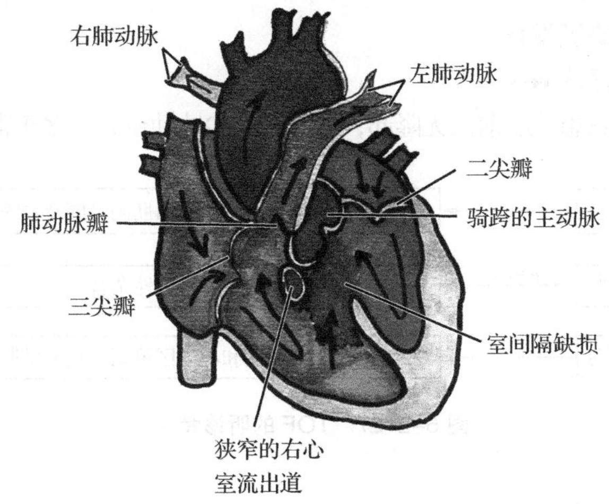

图5-2-25　法洛四联症示意图

（一）血流动力学变化

TOF的血流动力学变化见图5-2-26。

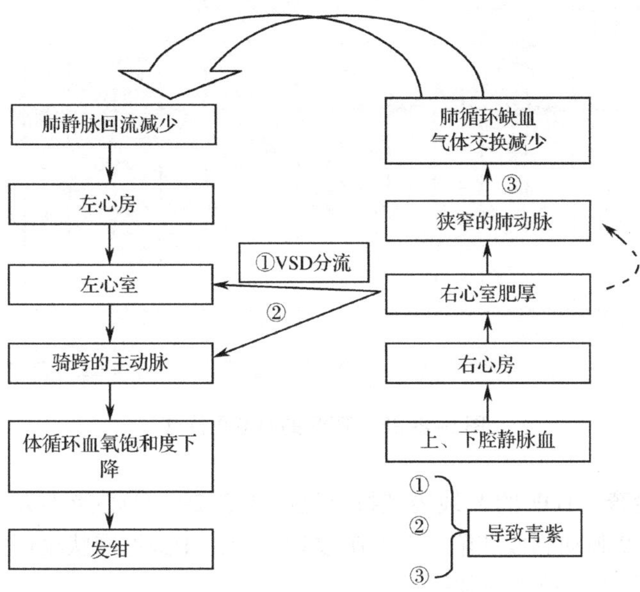

图5-2-26　TOF的血流动力学变化

（二）临床表现

1. 症状

（1）青紫、蹲踞。

（2）杵状指、趾。

（3）阵发性缺氧发作。

（4）生长发育落后。

2. 体征 多数患儿心前区无隆起，心界和心尖冲动位置大多正常（图 5–2–27）。

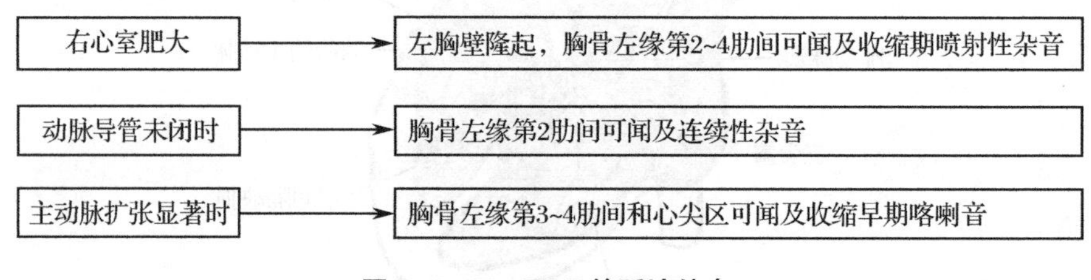

图 5–2–27 TOF 的听诊特点

（三）辅助检查

1. 心电图检查 TOF 的心电图特点见图 3–2–28。电轴右偏，右心室肥大，严重者可呈现心肌劳损、右心房肥大。

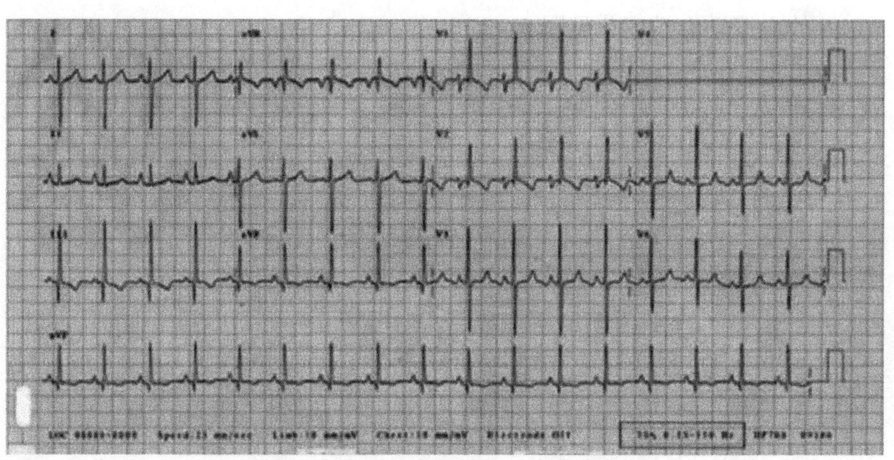

图 5–2–28 TOF 的心电图特点

2. X 线检查 TOF 的 X 线表现特点见图 3–2–29。①心影不大，靴形心，心尖上翘所致；②肺动脉段凹陷；③两肺纹理减少；④偶见网状纹理（侧支循环形成）；⑤ 25% 可见右位主动脉弓影。

3. 超声心动图 左心室长轴切面见主动脉骑跨，大动脉短轴切面见右心室流出道狭窄（图 5–2–30、图 5–2–31）。彩色多普勒超声检查见室间隔缺损分流（图 5–2–32，另见彩插）。

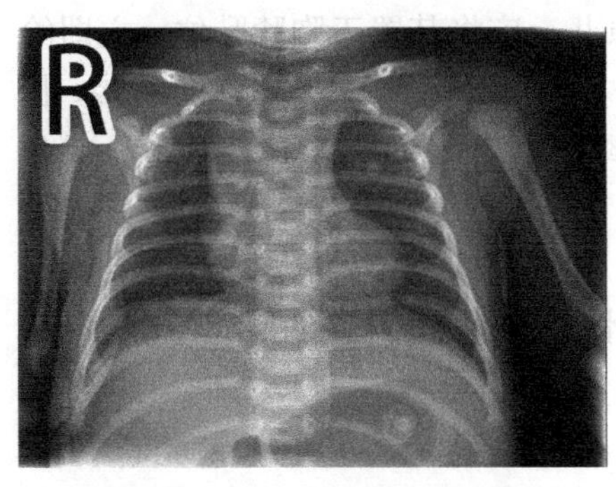

图 5-2-29　TOF 的 X 线表现

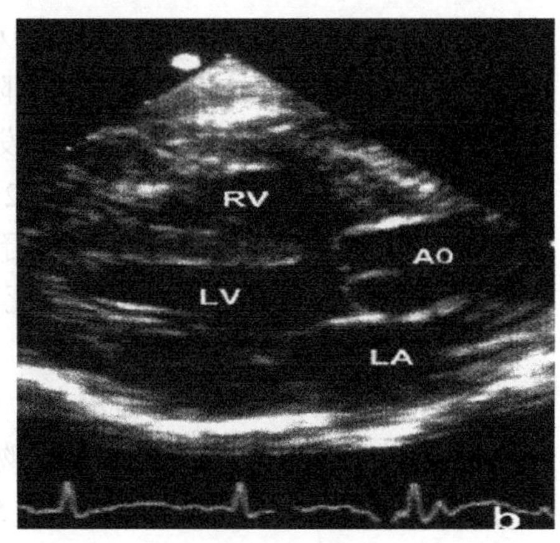

图 5-2-30　TOF 超声心动图一

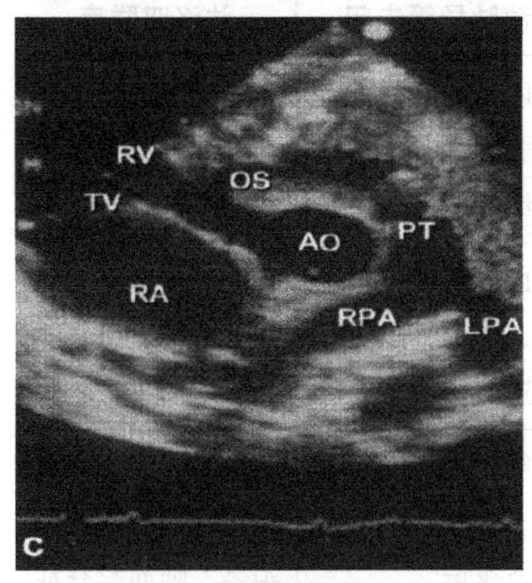

图 5-2-31　TOF 超声心动图二

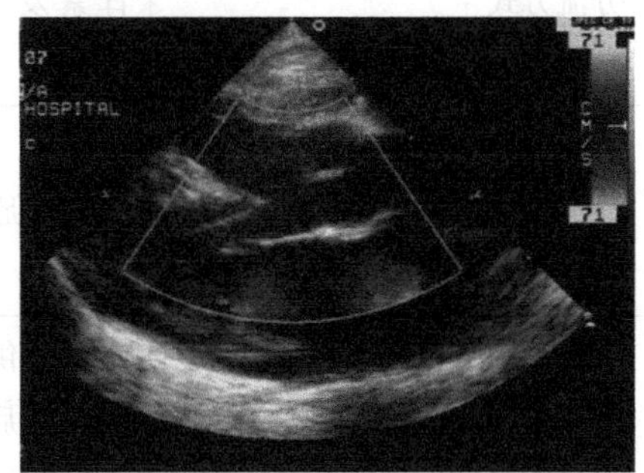

图 5-2-32　TOF 彩色多普勒超声心动图

4. **心导管检查和心血管造影**

（1）指征：①有其他可疑的伴随畸形；②冠状动脉不清晰；③评估右心室流出道狭窄程度、肺动脉瓣及肺动脉分支情况。

（2）目的：为制订手术方案和估测预后提供必要信息。

（四）并发症

1. 脑血栓。

2. 脑脓肿。

3. 感染性心内膜炎。

（五）治疗

对于诊断明确者，均应行外科手术治疗。内科治疗的原则是针对尚未进行外科手术治疗前的对症处理、预防及并发症处理。

1. **一般护理**　因低氧血症代偿性红细胞增多，血细胞比容增高，血液黏滞度增加，致使循环滞缓，易于形成血栓及导致凝血功能障碍，平时应经常饮水。

在腹泻、呕吐、高热情况下应预防脱水，及时补液，防治脱水和并发症。发生感染时应及时给予敏感抗生素治疗，以防止感染性心内膜炎的发生。

2. 缺氧发作的治疗 对于缺氧发作的患儿，应将其置于胸膝卧位，立即给予吸氧，静脉或皮下注射吗啡 0.1~0.2 mg/kg，静脉注射碳酸氢钠纠正酸中毒。长期口服普萘洛尔 1~3 mg/（kg·d）可预防缺氧发作。

3. 外科治疗 可大大降低本病死亡率。

（1）根治手术。

（2）姑息手术：改善肺血流量，包括锁骨下动脉－肺动脉吻合术（Blalock-Taussing 术）及上腔静脉－右肺动脉吻合术（Glenn 术）。

几种常见心脏病的鉴别要点见表 5-2-2。

表 5-2-2 几种常见先天性心脏病的鉴别要点

鉴别要点	房间隔缺损	室间隔缺损	动脉导管未闭	法洛四联症
分流方式	左向右分流，出现潜在青紫	左向右分流，潜在青紫发展为持续青紫	左向右分流，差异性青紫（潜在性－持续性）	右向左分流，体循环混合血，持续性发绀，杵状指
肺循环血流量	肺血增多，肺动脉压升高，呼吸道感染	肺血多，肺动脉高压，气促，呼吸道感染	肺血多，肺动脉凸出，声嘶，反复呼吸道感染	肺血少，肺动脉压降低，侧支循环建立、咯血
体循环血流量	体循环供血不足，生长发育迟缓，乏力、消瘦	体循环供血不足，生长落后，乏力，消瘦	体循环供血不足，喂养困难，乏力，发育落后	体循环供氧不足，蹲踞现象，头痛、头晕，阿斯综合征
心脏听诊	L_{2-3} 间Ⅱ～Ⅲ级收缩期杂音，P_2 亢进，固定分裂	L_{3-4} 间Ⅲ级以上收缩期杂音，伴收缩期震颤	L_2 间连续性杂音，掩盖心音，伴震颤	L_{3-4} 间Ⅲ级以上收缩期杂音，P_2 减低或消失
X 线检查	肺血增多，肺动脉段凸出，右心室大，左心室小	肺血多，肺动脉段凸出，右心室大为主，后期双心室肥厚	肺血多，主动脉段凸出，左心室肥厚为主	肺野清晰，右心室增大，肺动脉段凹陷，靴形心
心电图检查	右心室肥厚，右束支传导阻滞	右心室肥厚为主，晚期双心室肥厚	左心室肥厚，伴心肌劳损	右心室肥厚，右束支传导阻滞

五、课后习题

1. 简答题

（1）先天性心脏病如何分类？如何进行诊断？

（2）先天性心脏病杂音与功能性杂音如何鉴别？

（3）左向右分流型先天性心脏病的共同特点是什么？

2. 病史采集训练

6 个月女婴，主因咳嗽、气促 5 天，面色发绀 1 天入院。该患儿生后反复患支气管肺炎和心力衰竭，平时常有吃奶或哭闹后口唇发绀，生长发育缓慢。请围绕主诉采集相关病史。

3. 病例分析

患儿，女，5 岁，平时常有气促和青紫，走路或玩耍时喜主动下蹲片刻。查体：发育营养落后，口唇及指（趾）甲床青紫，胸骨左缘第 3 肋间可闻及 3/6 级收缩期吹风样杂音，肺动脉第二音消失。

思考：

（1）其临床诊断及诊断依据是什么？

（2）一般首选哪项检查以明确诊断？

（3）如果做胸部 X 线检查，其最可能的改变是什么？治疗原则是什么？

（首都医科大学附属北京潞河医院　赵曼曼　周　丽）

第六章 小儿腹泻病及液体疗法

第一节 小儿腹泻病

【学习目标】

1. 掌握腹泻病的概念、临床表现、诊断和治疗。
2. 熟悉腹泻病的发病机制和病因。

【本节重难点】

1. 重点 腹泻病的临床表现、诊断和治疗。
2. 难点 腹泻病的发病机制。

一、定义

腹泻病指以粪便性状改变或频率增加为主要表现的一组疾病，是一组由多病原、多因素引起的消化道疾病。

二、病因

（一）易感因素

1. 消化系统发育不成熟，酶量少，活性低。
2. 生长发育快，胃肠负担重。
3. 机体防御功能差，胃酸少，免疫球蛋白少。
4. 肠道正常菌群尚未建立或被破坏。
5. 人工喂养时人为污染，牛乳免疫因子因加工被破坏。

（二）感染因素

1. 肠道内感染

（1）病毒：轮状病毒、诺沃克病毒、埃可病毒、柯萨奇病毒。

（2）细菌：大肠埃希菌（致病性、产毒性、侵袭性、出血性、黏附－集聚性）、空肠弯曲菌、小肠结肠炎耶尔森菌、金黄色葡萄球菌、鼠伤寒沙门菌及其他。

（3）真菌：白念珠菌。
（4）寄生虫：梨形鞭毛虫。

2. 肠道外感染　肺炎、中耳炎、皮肤感染等引起的发热及毒素作用。

（三）非感染因素

1. 食饵性腹泻　人工喂养、喂养不当、喂养过量、食物变质。

2. 过敏性腹泻　对牛奶、大豆过敏。

3. 双糖酶缺乏　原发、继发双糖酶缺乏。

4. 气候变化　受凉、过热。

三、发病机制

轮状病毒性腹泻的发病机制见图 6-1-1。

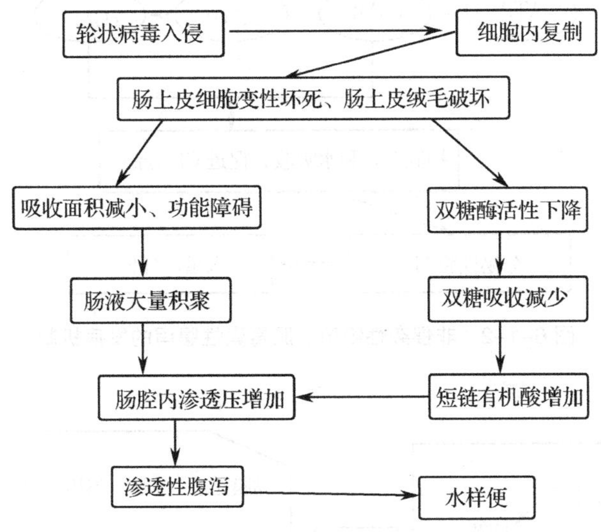

图 6-1-1　轮状病毒性腹泻的发病机制

感染性腹泻的发病机制（非侵袭性细菌、肠毒素性）见图 6-1-2。
感染性腹泻的发病机制（侵袭性细菌）见图 6-1-3。
非感染性腹泻的发病机制见图 6-1-4。

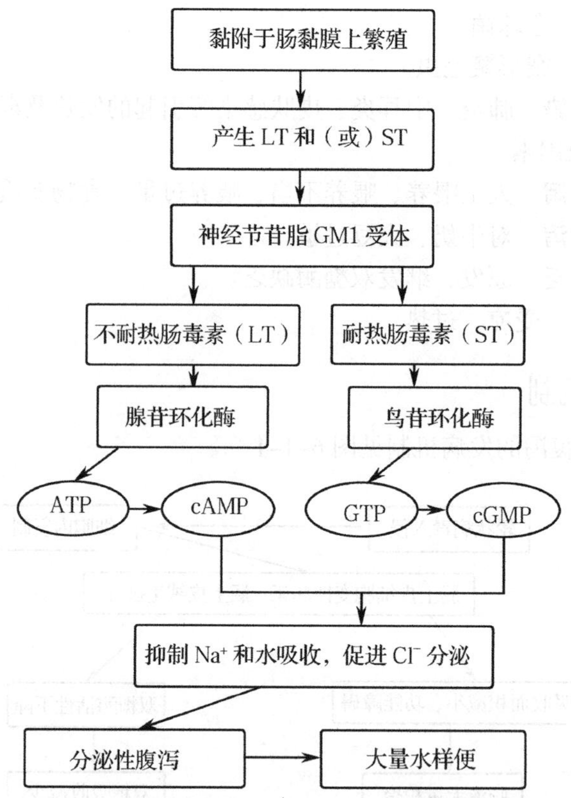

图 6-1-2　非侵袭性细菌、肠毒素性腹泻的发病机制

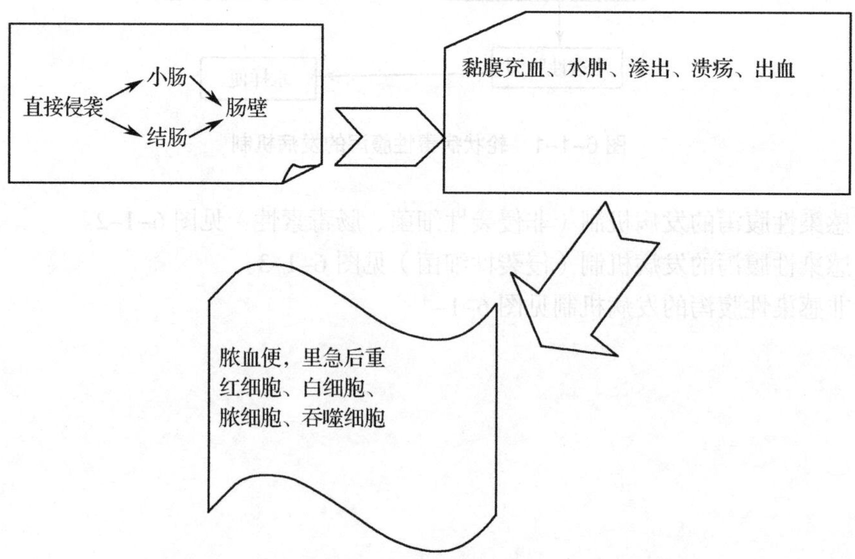

图 6-1-3　侵袭性细菌感染性腹泻的发病机制

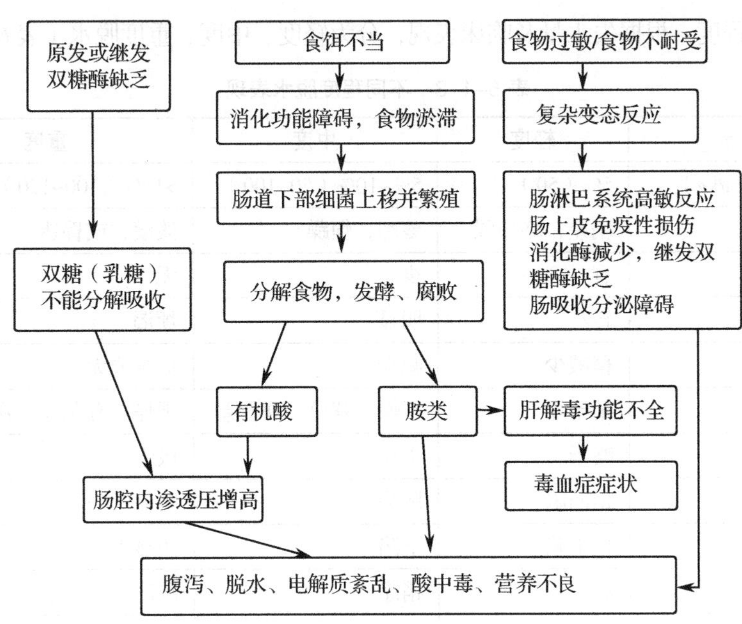

图 6–1–4　非感染性腹泻的发病机制

四、临床表现

小儿腹泻的临床表现见表 6–1–1。

表 6–1–1　小儿腹泻的临床表现

分类	表现
胃肠道症状	腹泻、呕吐、腹痛、腹胀、食欲缺乏、里急后重
水、电解质、酸碱平衡紊乱	①脱水：体重减轻、口渴不安、皮肤苍白、弹性差、前囟和眼窝凹陷、黏膜干燥、眼泪少、尿量少； ②代谢性酸中毒：精神萎靡、嗜睡、呼吸深长、唇樱红色； ③低钾血症：精神萎靡、肌张力减低、腹胀、肠蠕动减弱或消失、腱反射减弱或消失、心音低钝、呼吸肌麻痹； ④低钙、低镁血症：手足搐搦或惊厥、手足震颤、舞蹈病样不随意运动
全身症状	发热、面色苍白、精神萎靡、烦躁不安、嗜睡、惊厥、昏迷、休克

脱水性质：根据丧失水、电解质（钠）比例不同，现存体液渗透压的改变分为等渗性脱水、高渗性脱水、低渗性脱水（表 6–1–2）。

表 6–1–2　水、电解质、酸碱平衡紊乱

脱水性质	血清钠水平（mmol/L）	发生频率（%）	主要受影响部位	主要症状
低渗性脱水	<130	20~50	细胞外	口渴不明显 循环障碍更突出
等渗性脱水	130~150	40~80	细胞内、外	重者有循环障碍
高渗性脱水	>150	1~12	细胞内	烦渴、高热、烦躁、肌张力增高等

脱水程度：根据失水量及临床表现，分为轻度、中度、重度脱水（表 6–1–3）。

表 6–1–3 不同程度脱水表现

指标	轻度	中度	重度
失水量（ml/kg）	5%（50）	5%~10%（50~100）	>10%（100~120）
精神	稍差，略烦躁	萎靡，烦躁	淡漠，或昏迷
眼泪	有	少	无
口渴	轻	明显	烦渴
尿量	稍减少	减少	极少或无
皮肤	稍干燥	干燥、苍白、弹性差	干燥、有花纹、弹性极差
黏膜	略干	干燥	极干
眼窝	稍凹陷	凹陷	明显凹陷
前囟	稍下陷	下陷	明显下陷
四肢	温	稍凉	厥冷
脉搏	正常	增快	明显增快且弱
血压	正常	正常或稍降	降低，休克

五、诊断

诊断依据：

（1）依据季节、年龄、病史、临床表现、粪便的性状及实验室检查，可诊断。

（2）判断感染性、非感染性。

（3）判断脱水程度、性质。

（4）判断电解质紊乱、酸碱平衡紊乱。

六、临床特点

几种常见类型肠炎的临床特点见表 6–1–4。

表 6–1–4 几种常见类型肠炎的临床特点

疾病	发病时间	年龄段	典型症状	粪便检查
轮状病毒性肠炎	秋冬季	6~24 个月	大便呈水样或蛋花汤样，带有少量黏液，无腥臭，每日数次至十余次，常伴脱水和酸中毒	偶见少量白细胞
诺如病毒肠炎	全年	较大儿童	同轮状病毒肠炎	偶见少量白细胞
产毒性大肠埃希菌肠炎	5~8 个月多见	不限	呕吐、腹泻、大便呈水样，有明显的水、电解质、酸碱平衡紊乱	无白细胞

续表

疾病	发病时间	年龄段	典型症状	粪便检查
空肠弯曲菌肠炎	全年，夏季多见	6~24个月	发热、呕吐、水样便，腹痛甚剧烈，易误诊为阑尾炎，亦可并发全身严重感染，可能与格林－巴利综合征有关	粪便镜检有大量白细胞及数量不等的红细胞
耶尔森菌小肠结肠炎	冬、春季节	婴幼儿	粪便水样、黏液样，脓样或带血，可引起淋巴结肿大，故可产生肠系膜淋巴结炎，症状可与阑尾炎相似，也可引起咽痛和颈淋巴结炎	大量白细胞
金黄色葡萄球菌肠炎	全年	不限，多继发于应用大量广谱抗生素后或继发于慢性疾病基础上	起病急，中毒症状重。表现为发热、呕吐、频泻，不同程度脱水、电解质紊乱，严重者发生休克。病初大便为黄绿色，3~4天后多转变为腥臭、海水样便，黏液多	大量脓细胞及革兰氏阳性菌
白念珠菌肠炎	全年	不限，多发生于体弱、营养不良小儿	大便次数增多，色稀黄或发绿，泡沫较多，带黏液有时可见豆腐渣样细块（菌落）长期滥用广谱抗生素或肾上腺皮质激素者。口腔内常伴有鹅口疮	可见真菌孢子和假菌丝，做粪便真菌培养有助于鉴别

七、鉴别诊断

小儿腹泻病的鉴别诊断见表6-1-5。

表6-1-5　小儿腹泻病的鉴别诊断

疾病		临床特点
粪便无或偶见少量白细胞者	生理性腹泻	生理性腹泻多见于6个月以下的婴儿，其外观虚胖，常有湿疹，出生后不久即腹泻，每天排便次数多，甚至十几次，每次粪便量不一定很多，其中含少量水分，一般没有特殊腥臭味。生理性腹泻的婴儿除排便次数增多外，多无其他症状，食欲好，无呕吐，生长发育不受影响，添加辅食后，粪便即逐渐转为正常
	喂养不当	导致宝宝腹泻的原因有很多，其中最常见的就是喂养不当而导致的过食性腹泻，喂食的量远远超过小儿的生理需要和胃肠负担，于是肠内蛋白质异常分解，进而发生腐败性消化不良。因此食物不可一次食用过多，以免造成婴幼儿胃肠道负担过重，以致食物在胃肠内消化吸收障碍而出现腹泻

续表

疾病		临床特点
粪便有较多白细胞者	细菌性痢疾	有不洁饮食或与细菌性痢疾患者接触史，出现腹泻、腹痛、里急后重、发热、脓血便等临床症状，粪便常规检查白细胞或脓细胞≥15/HPF（400倍），并除外其他原因引起的腹泻。确诊病例：临床诊断病例的粪便培养志贺菌属阳性
	坏死性小肠结肠炎	为一种获得性疾病，是由多种原因引起的肠黏膜损害，使之缺血、缺氧，导致小肠、结肠发生弥漫性或局部坏死的一种疾病。主要在早产儿或患病的新生儿中发生，以腹胀、便血为主要症状，其特征为肠黏膜甚至肠深层的坏死，最常发生在回肠远端和结肠近端，小肠很少受累。腹部X线表现特点为部分肠壁囊样积气。本病是极为严重的新生儿消化系统疾病

八、辅助检查

1. 粪便常规检查 显微镜检查，注意有无脓细胞、白细胞、红细胞与吞噬细胞，还应注意有无虫卵、寄生虫、真菌孢子和菌丝。有时需反复检查几次才有意义，有助于腹泻病的病因和病原学诊断。

2. 粪便培养 对确定腹泻病原有重要意义。1次粪便培养阳性率较低，需重复几次，新鲜标本立即培养可提高阳性检出率。

3. 血白细胞计数和分类 病毒性肠炎白细胞总数一般不增高。细菌性肠炎白细胞总数可增高或不增高，半数以上的患儿有杆状核增高，杆状核大于10%，有助于细菌感染的诊断。

4. 血生化检查 对腹泻较重的患儿，应及时检查血pH、二氧化碳结合力、碳酸氢根、血钠、血钾、血氯、血渗透压，对于诊断及治疗均有重要意义。

5. 其他辅助检查 低钾血症者应做心电图检查；病程迁延者、营养障碍者及感染中毒症状重者，应做X线、B超检查。低钾血症者心电图检查显示T波低平，双向或倒置和出现U波。

九、治疗

治疗原则：调整饮食，预防和纠正脱水，合理用药，加强护理，预防并发症。

1. 饮食疗法 适宜的营养供应，勿滥予禁食，调整饮食、少食多餐，腹泻止后，加强营养。

2. 护理 消毒隔离，保持个人及环境清洁卫生，观察吐泻情况。

3. 控制感染　病毒性感染，以支持饮食疗法为主；非侵袭性重症感染，以抗生素治疗为主；侵袭性感染，以抗生素治疗为主；真菌性感染，以抗真菌药治疗为主。

4. 对症治疗　腹泻：蒙脱石散止泻；腹胀：补钾、肛管排气；呕吐：甲氧氯普胺、氯丙嗪。

5. 液体疗法

（1）目的：纠正水、电解质、酸碱平衡紊乱，恢复机体的正常生理功能。

（2）补液量：累计损失量、继续丢失量、生理需要量。

（3）补液原则

1）“三定”：定量（定补液总量）；定性（定补液成分）；定速（定补液速度）。

2）“三先”：先快后慢、先浓后淡、先盐后糖。

3）“三补”：见尿补钾、见惊补钙、见酸补碱。

十、课后习题

1. 腹泻病的主要临床表现有哪些？
2. 腹泻病需鉴别的常见疾病有哪些？

（首都医科大学附属北京潞河医院　刘春静）

第二节　小儿液体疗法

【学习目标】

1. 掌握小儿腹泻的液体疗法及常用液体的组成及应用。
2. 熟悉小儿水、电解质及酸碱失衡的病理生理与临床表现。

【重点难点】

1. 重点　小儿液体疗法中常用液体的组成及应用。

2. 难点　小儿腹泻的液体疗法，制订液体疗法的具体方案。

一、小儿水、电解质及酸碱失衡

机体对水、电解质的调节机制，见图 6-2-1。

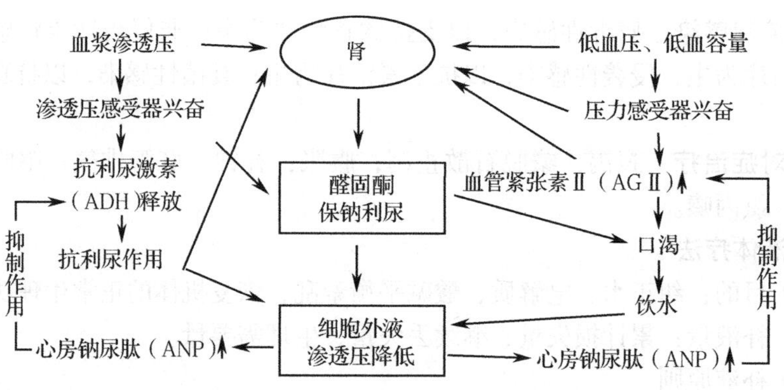

图 6-2-1　机体对水、电解质的调节机制

（一）脱水

1. 脱水程度及临床表现　见表 6-1-3。

2. 脱水性质及临床表现

（1）等渗性脱水：血清钠浓度为 130~150 mmol/L，临床表现为一般脱水症状。

（2）低渗性脱水：血清钠 <130 mmol/L，除有一般脱水体征外，可表现为皮肤发花、四肢厥冷、血压下降、尿少或无尿等休克症状；可有脑水肿表现，如头痛、烦躁不安，重者精神萎靡、嗜睡，甚至抽搐、昏迷等。

（3）高渗性脱水：血清钠 >150 mmol/L，可出现明显口渴、高热、烦躁不安、皮肤黏膜干燥、肌张力增高，甚至出现惊厥。

（二）钾代谢异常

血清钾 <3.5 mmol/L 时为低钾血症，低钾血症在临床上较为常见。

1. 发生机制　见图 6-2-2。

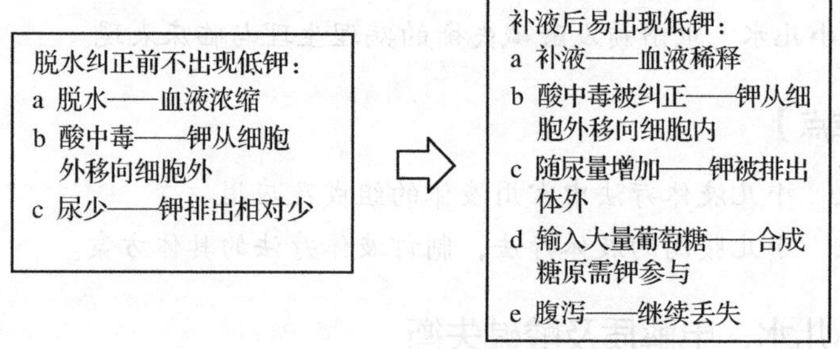

图 6-2-2　低钾血症的发生机制

2. 病因

（1）钾摄入量不足。

（2）消化道丢失过多。

（3）肾排出过多。

（4）体内分布异常。

（5）各种原因致碱中毒。

3. 临床表现

（1）神经肌肉：兴奋性降低，表现为肌无力（弛缓性瘫痪、呼吸肌无力）、腱反射消失、肠麻痹等。

（2）心血管：心律失常、心肌收缩无力、血压降低、心力衰竭。

（3）肾损害：肾浓缩功能下降，出现多尿，重者会有碱中毒，长期低钾使肾单位硬化、间质纤维化。

（三）低钙和低镁血症

1. 发生机制　见图 6-2-3。

脱水纠正前，可不出现症状
● 血液浓缩
● 酸中毒时钙离子增多

脱水酸中毒纠正后，易出现症状
● 血液稀释
● 酸中毒纠正后，钙离子减少

图 6-2-3　低钙、低镁血症

2. 临床表现　低血钙时神经肌肉兴奋性增高，可出现手足抽搐、肌痉挛、喉鸣、惊厥。

（四）酸碱平衡紊乱

代谢性酸中毒是细胞外液 H^+ 增加或 HCO_3^- 丢失而引起的以血浆 HCO_3^- 浓度原发性减少为特征的酸碱平衡紊乱。

1. 分度　代谢性酸中毒分度见表 6-2-1。

表 6-2-1　代谢性酸中毒分度

分度	血浆 HCO_3^-（mmol/L）	CO_2CP（vol%）
正常	22~27	40~60
轻度	13~18	30~40
中度	9~13	20~30
重度	<9	<20

2. 临床表现

（1）轻度：症状不明显，主要依靠病史和血气分析做出诊断。

（2）典型酸中毒：精神萎靡或烦躁不安、呼吸深快、口唇樱桃红色、腹痛、呕吐、昏睡、昏迷等。

二、小儿液体疗法常用溶液及配制方法

1. 电解质溶液

（1）生理盐水（0.9% 氯化钠溶液，NS 注射液）。

（2）复方氯化钠溶液（林格液）。

（3）碳酸氢钠（1.4% $NaHCO_3$ 或 5% $NaHCO_3$）。

（4）氯化钾（10% KCl 或 15% KCl）。

（5）混合溶液，常用配制方法见表 6-2-2。

表 6-2-2 常用混合溶液配制方法

混合溶液	5% 或 10% GS 注射液	NS 注射液	1.4% $NaHCO_3$ 或 1.87% 乳酸钠注射液	最终张力
2∶1 含钠液		2	1	等张
3∶4∶2 含钠液	3	4	2	2/3 张
3∶2∶1 含钠液	3	2	1	1/2 张
6∶2∶1 含钠液	6	2	1	1/3 张
1/2 张液	1	1	—	1/2 张
1/3 张液	2	1	—	1/3 张
1/4 张液	3	1	—	1/4 张
1/5 张液	4	1	—	1/5 张

2. 非电解质溶液 常用 5% 或 10% 葡萄糖溶液。

三、液体疗法

1. 补液总量 累积损失量 + 继续损失量 + 生理需要量。

（1）轻度脱水：90~120 ml/（kg·d）。

（2）中度脱水：120~150 ml/（kg·d）。

（3）重度脱水：150~180 ml/（kg·d）。

2. 补液种类 由脱水性质决定。

（1）等渗性脱水用 1/2 张含钠液（如 3∶2∶1 液）。

（2）低渗性脱水用 2/3 张含钠液（如 3∶4∶2 液）。

（3）高渗性脱水用 1/3 张含钠液（如 6∶2∶1 液）。

3. 补液速度　由脱水程度而定。

（1）扩容：给予 2∶1 等张含钠液 20 ml/kg 或 1.4% 碳酸氢钠（总量不超过 300 ml）于 30~60 分钟内静脉注射，以尽快扩容，纠正休克，改善循环和泌尿功能。

（2）快速补液：在中重度脱水扩容后实施，主要补充累积损失量，取总液量的一半（扣除扩容量）按 8~10 ml/（kg·h）的速度，在 8~12 小时内静脉滴注完毕。

（3）维持补液：补充继续损失量和生理需要量，予总液量的另一半按 5 ml/（kg·h）的速度，在 12~16 小时内匀速滴完。

4. 口服补液　适用于腹泻脱水的预防和轻、中度脱水的纠正。

（1）口服补液盐（ORS）配方：氯化钠 3.5 g、碳酸氢钠 2.5 g（枸橼酸三钠 2.9 g）、氯化钾 1.5 g、葡萄糖 20 g 加入 1000 ml 水中溶解，其溶液为 2/3 张。

（2）方法

1）补累积损失量：轻度脱水 50 ml/（kg·d），中度脱水 80~100 ml/（kg·d），少量多次口服，每 5~10 分钟口服 10~20 ml，在 8~12 小时内补充完毕。

2）维持补液：脱水纠正后补充继续损失量和生理需要量，需将 ORS 溶液再加等量水稀释 1 倍，按 50~100 ml/（kg·d），少量多次口服。

四、病例举例

患儿，女，1 岁 1 个月，主因“腹泻 3 天，精神差 1 天”就诊。患儿病初呕吐 3~4 次，为胃内容物，量少，排鸡蛋花样粪便，8~10 次 / 天，量较多，就诊当天精神差、尿少。查体：嗜睡状，精神反应差，前囟、眼窝深度凹陷，口唇干燥，皮肤发花、弹性差，四肢厥冷，估计体重 10 kg。

1. 初步诊断　秋季腹泻、重度低渗性脱水。

2. 补液步骤　见表 6-2-3。

表 6-2-3　补液步骤

项目	方法
补液总量	重度脱水按 150~180 ml/kg，补液量 180 ml/kg × 10 kg=1 800 ml
补液种类	低渗性脱水用 2/3 张含钠液（如 3∶4∶2 液）
扩容	给予 2∶1 等张含钠液 20 ml/kg 于 30~60 分钟内静脉注射 20 ml/kg × 10 kg=200 ml，按 210 ml 计算 210 ml/3=70 ml 碱（1.4% $NaHCO_3$） 70 ml 碱（1.4%$NaHCO_3$）相当于 5% $NaHCO_3$ 17.5 ml+GS 52.5 ml 70 ml × 2=140 ml 盐

续表

项目	方法
快速补液	取总液量的一半（扣除扩容量）按 8~10 ml/（kg · h）的速度，在 8~12 小时静脉滴注完毕 累积损失量： 1 800 ml/2−200 ml=700 ml 2/3 张含钠液（如 3 : 4 : 2 液） 700 ml/9=77.7~80 ml 80 ml × 4=320 ml 盐，80 ml × 3=240 ml 糖 80 ml × 2=160 ml 碱（1.4% $NaHCO_3$） 160 ml 碱（1.4% $NaHCO_3$）相当于 5% $NaHCO_3$ 40 ml+GS 120 ml GS：120 ml+240 ml=360 ml
维持补液	给予总液量的另一半按 5 ml/（kg · h）的速度，在 12~16 小时匀速滴完 继续损失量 + 生理需要量： 1800 ml−210 ml−700 ml=890 ml，按 900 ml 的 3 : 2 : 1 液计算 900 ml/6=150 ml 碱（1.4% $NaHCO_3$） 150 ml 碱（1.4% $NaHCO_3$）相当于 5% $NaHCO_3$ 37.5 ml+GS 112.5 ml 150 ml × 3=450 ml 糖，150 ml × 2=300 ml 盐 GS：112.5 ml+450 ml=562.5 ml
见尿补钾	10% KCl 15 ml

五、课后习题

1. 小儿液体疗法中常用液体有哪些？举例说明混合液配制方法。
2. 请制订中度等渗性脱水的补液方案（10 kg）。

（首都医科大学附属北京潞河医院　何　南）

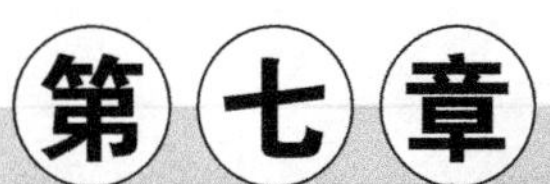

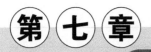

第七章 小儿造血特点及营养性贫血

【学习目标】

1. 掌握营养性缺铁性贫血及营养性巨幼细胞贫血的病因、发病机制、诊断及防治方法。

2. 熟悉正常小儿造血和血液特点。

3. 了解贫血的诊断标准和分类。

【重点难点】

1. 重点 营养性缺铁性贫血及营养性巨幼细胞贫血的临床表现、诊断和治疗。

2. 难点 营养性缺铁性贫血及营养性巨幼细胞贫血的发病机制。

营养性贫血是由于各种原因导致造血原料供应不足，表现为红细胞及血红蛋白低于“正常”的血液系统疾病。

一、贫血分类

1. 按程度分类 小儿贫血程度分类见表 7–1–1。

表 7–1–1 小儿贫血程度分类

根据	极重度	重度	中度	轻度
根据血红蛋白含量（g/L）	<30（新生儿 <60）	<60（新生儿 <90）	<90（新生儿 <120）	< 正常值下限（新生儿 <145）
根据红细胞含量（$\times 10^{12}$/L）	<1.0	<2.0	<3.0	<4.0

6 岁以上正常值下限为 120 g/L，6 岁以下正常值下限为 110 g/L。

2. 按病因分类 小儿贫血病因分类见表 7–1–2。

表 7-1-2　小儿贫血病因分类

分类	病因
红细胞和血红蛋白生成不足	①造血物质缺乏；②骨髓造血功能障碍；③感染性及炎症性贫血；④其他
溶血性贫血	①红细胞内在异常；②红细胞外在因素
失血性贫血	①急性失血性贫血；②慢性失血性贫血

3. 按形态分类　小儿贫血形态分类见表 7-1-3。

表 7-1-3　小儿贫血形态分类

分类	MCV（fl）	MCH（pg）	MCHC（%）
正常	80~94	28~32	32~38
大细胞性贫血	>94	>32	32~38
正细胞性贫血	80~94	28~32	32~38
单纯小细胞性贫血	<80	<28	32~38
小细胞低色素性贫血	<80	<28	<32

MCV 即平均红细胞体积，MCH 即平均红细胞血红蛋白量；MCHC 即平均红细胞血红蛋白浓度。

二、贫血的诊断标准

各年龄段贫血的诊断标准见表 7-1-4。

表 7-1-4　各年龄段贫血的诊断标准

根据	新生儿期	1~4 个月	4~6 个月	6 个月 ~6 岁	6~14 岁
血红蛋白	<145 g/L	<90 g/L	<100 g/L	<110 g/L	<120 g/L

三、胚胎期造血

胎龄与造血部位的关系见图 7-1-1。

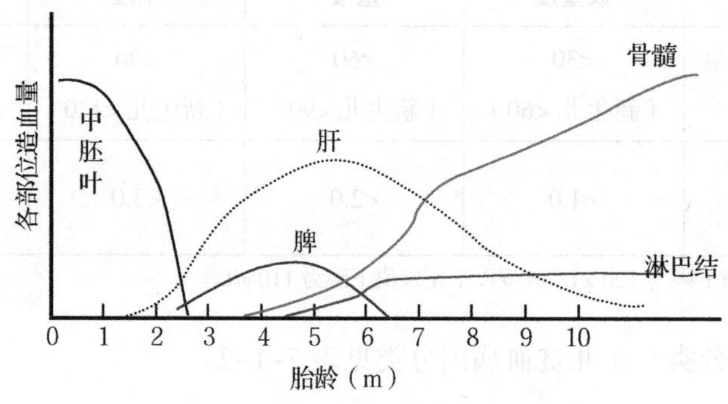

图 7-1-1　胎龄与造血部位的关系

四、儿童中性粒细胞、淋巴细胞两次交叉曲线

小儿时期，中性粒细胞和淋巴细胞出现两次交叉，分别是在出生后 4~6 天和 4~6 岁（图 7–1–2）。

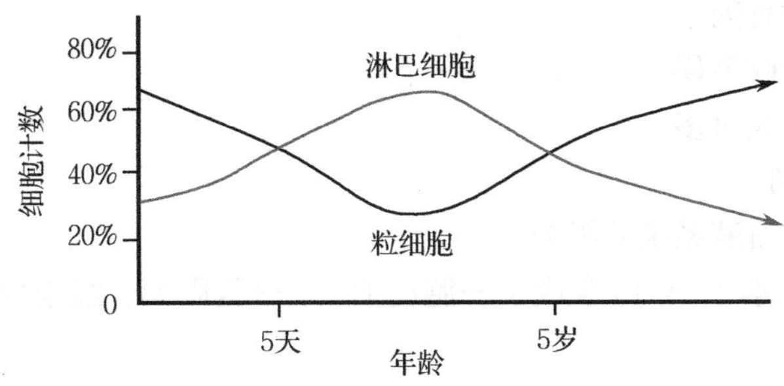

图 7–1–2　儿童白细胞分类计数

五、营养性缺铁性贫血

1. 铁代谢

（1）人体内铁元素的含量及分布

含量：正常成人男性体内总铁量约为 50 mg/kg，女性约为 35 mg/kg，新生儿约为 75 mg/kg。

分布：总铁量约 64% 用于合成血红蛋白，32% 以铁蛋白及含铁血黄素形式贮存于骨髓、肝和脾内，3.2% 合成肌红蛋白，小于 1% 存在于含铁酶内及血浆中。

（2）铁的来源

外源性铁：主要来自食物（占人体摄入量的 1/3）。

内源性铁：体内衰老和破坏的红细胞释放的血红蛋白铁（占人体铁摄入量的 2/3）。

（3）铁的吸收和转运

食物中的铁：吸收部位十二指肠和空肠上端被吸收。一部分与去铁蛋白结合形成铁蛋白，暂时保存在肠黏膜细胞中；另一部分与血浆中转铁蛋白结合转运到贮铁及需铁组织，供机体利用。

红细胞释放的铁：与血浆中转铁蛋白结合，被机体贮存和利用。

（4）铁的利用与贮存

铁的利用：铁到达骨髓造血组织与幼红细胞内原卟啉结合形成血红素，血红素与珠蛋白结合形成血红蛋白；铁参与肌红蛋白和某些酶的合成。

铁的贮存：未被利用的铁以铁蛋白及含铁血黄素的形式贮存。

（5）铁的排泄：每日有少量铁排出体外。

（6）铁的需要量

1）足月儿 4 个月至 3 岁：每日约需要铁 1 mg/kg。

2）早产儿：每日约需要 2 mg/kg。

3）各年龄儿童：不宜超过 15 mg/kg。

2. 病因

（1）先天性贮铁不足。

（2）铁摄入量不足。

（3）生长发育因素。

（4）铁的吸收障碍。

（5）铁的丢失过多。

3. 发病机制

（1）缺铁对血液系统的影响

缺铁→血红素↓→ Hb 合成↓→胞内 Hb ↓→胞质少、细胞变小→小细胞低色素性贫血。

（2）缺铁对其他系统的影响

1）影响肌红蛋白合成。

2）多种含铁酶活性减低→细胞功能紊乱→体力减弱、易疲劳、表情淡漠、注意力不集中、智力减退。

3）组织器官的异常：口腔黏膜异常角化、舌炎、胃酸减少、脂肪吸收不良、反甲等。

4）免疫功能降低→易感染。

4. 临床表现

（1）一般表现：皮肤黏膜苍白（唇、口腔黏膜、甲床明显）；易疲乏，不爱活动；年长儿诉头晕、眼前发黑、耳鸣等。

（2）髓外造血表现：肝、脾、淋巴结轻度大。

（3）非造血系统症状

1）消化系统：食欲减退，异食癖；呕吐，腹泻；口腔炎，舌炎或舌乳头萎缩，严重者出现萎缩性胃炎或吸收不良综合征。

2）神经系统：烦躁不安或萎靡不振，精神不集中，记忆力减退，智力多低于同龄儿。

3）心血管：心率增快，严重者可有心脏扩大、心力衰竭。

4）免疫功能降低：易感染。

5）上皮组织异常：如反甲。

5. 实验室检查

（1）外周血象：呈小细胞低色素性贫血，红细胞大小不等，小细胞为多，中央浅染区扩大（图 7–1–3，另见彩插）。血常规：MCV<80 fl，MCH<28 pg，MCHC<0.31。

（2）骨髓象：增生活跃，以中、晚幼红细胞为主。各期红细胞小，胞质少，染色偏蓝，显示胞质发育落后于胞核（图 7–1–4，另见彩插）。

（3）铁代谢检查

1）血清铁蛋白：<12 μg/L 提示缺铁。

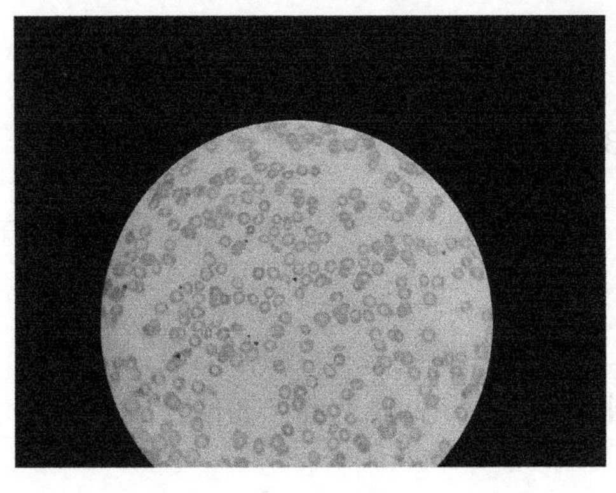

图 7–1–3　缺铁性贫血外周血涂片

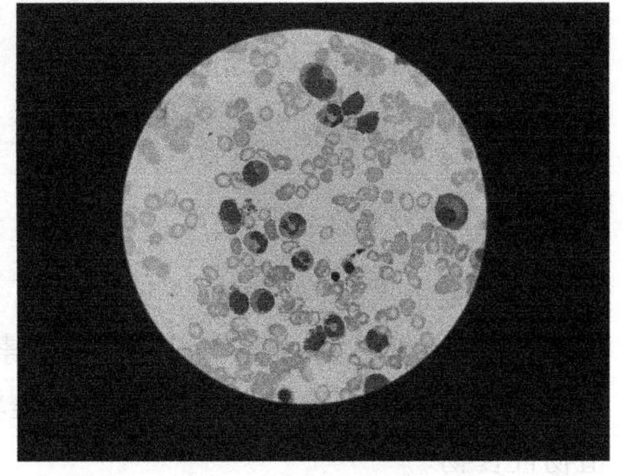

图 7–1–4　缺铁性贫血骨髓象

2）红细胞游离原卟啉：>0.9 μmol/L（500 μg/dl）提示细胞内缺铁。

3）血清铁：<9.0~10.7 μmol/L（50~60 μg/dl）为缺铁。

总铁结合力：>62.7 μmol/L（350 μg/dl）有意义。

转铁蛋白饱和度：<15% 有诊断意义。

6. 诊断

（1）根据病史（尤其是喂养史）、临床表现、血象特点，可做出初步诊断。

（2）铁代谢检查：具有确诊意义。

（3）骨髓检查：必要时做。

（4）诊断性治疗：铁剂有效可证实。

7. 治疗　原则：去除病因、补充铁剂。

（1）一般治疗：加强护理，保证睡眠，预防感染；贫血重者保护心功能；饮食应含铁丰富，易吸收，合理搭配。

（2）去除病因：纠正不良饮食习惯和食物组成，治疗慢性失血性疾病。

（3）铁剂及红细胞治疗（表 7–1–5）。

表 7–1–5　铁剂及红细胞治疗

药物	方法
元素铁剂量	每日 4~6 mg/kg，3 次 / 日，每次 <1.5~2 mg/kg
红细胞输注	Hb 30~60 g/L 者，每次输浓缩红细胞 4~10 ml/kg；Hb<30 g/L 者，等量换血

8. 预防

（1）提倡母乳喂养。

（2）喂养指导：及时引入强化铁食物，合理搭配。

（3）补充铁剂：早产儿生后 2 个月。

六、营养性巨幼细胞贫血

营养性巨幼细胞贫血是由于维生素 B_{12} 和（或）叶酸缺乏所致的一种大细胞性贫血。

1. 病因

（1）维生素 B_{12} 缺乏

1）摄入量不足：①孕妇缺乏维生素 B_{12}，婴儿维生素 B_{12} 贮存不足；②单纯母乳喂养未及时引入其他食物，尤其是乳母维生素 B_{12} 缺乏者；③偏食或仅进食植物性食物。

2）吸收和运输障碍：食物维生素 B_{12}+ 糖蛋白（胃底壁细胞分泌）维生素 B_{12}+ 糖蛋白复合物→末端回肠吸收→（血循环中）与转钴胺素蛋白结合→肝贮存。

3）需要量增加：生长发育快、疾病消耗。

（2）叶酸缺乏

1）摄入量不足：羊乳为主（含叶酸低），牛乳加热后叶酸遭破坏。

2）药物：①长期应用广谱抗菌药→结肠含叶酸的细菌被清除；②抗叶酸代谢药物（甲氨蝶呤等）；③长期抗癫痫药物。

3）吸收不良：慢性腹泻、小肠病变、小肠切除。

4）需要增加：早产儿、慢性溶血。

5）代谢障碍：遗传性叶酸代谢病或参与叶酸代谢的酶缺乏。

2. 发病机制

正常情况下，叶酸在叶酸还原酶的还原作用和维生素 B_{12} 的催化作用下变成四氢叶酸，四氢叶酸是 DNA 合成过程中必需的辅酶。

维生素 B_{12} 或叶酸缺乏：四氢叶酸减少→ DNA 合成减少→幼红细胞分裂和增殖时间延长→核发育落后于胞质→胞体变大

3. 临床表现

（1）一般表现：多呈虚胖或颜面轻度水肿，毛发纤细稀疏、黄色，严重者皮肤有出血点或瘀斑。

（2）贫血表现：皮肤呈现蜡黄色，黏膜苍白，偶有轻度黄疸，疲乏无力，肝、脾大。

（3）消化系统症状：厌食、恶心、呕吐、腹泻等。

（4）精神神经症状：烦躁不安，易怒。

1）维生素 B_{12} 缺乏：表情呆滞，目光发直，对周围反应迟钝，嗜睡，智力、动作发育落后甚至退步；重症出现不规则震颤，手足无意识运动，甚至抽搐，感觉异常，共济失调，踝阵挛和 Babinski 征阳性。

2）叶酸缺乏：神经精神异常。

4. 实验室检查

（1）血象特点：血涂片见图 7–1–5（另见彩插）。RBC 大小不等，以大细胞为

多，易见嗜多色性和嗜碱点彩 RBC，可见巨幼变的有核红细胞，中性粒细胞呈分叶过多现象。血常规：大细胞性贫血，MCV>94 fl，MCH>32 pg。

（2）骨髓象：增生明显活跃，以红系增生为主，粒、红细胞系均出现巨幼变，胞体大、核染色质粗而松，副染色质明显（图 7–1–6，另见彩插）。

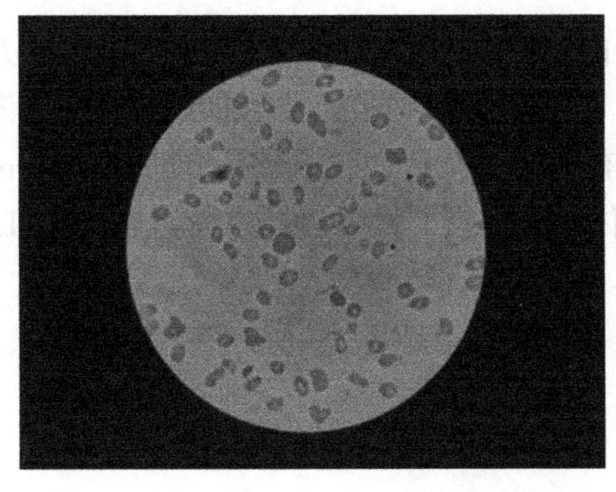

图 7–1–5　巨幼细胞性贫血外周血涂片

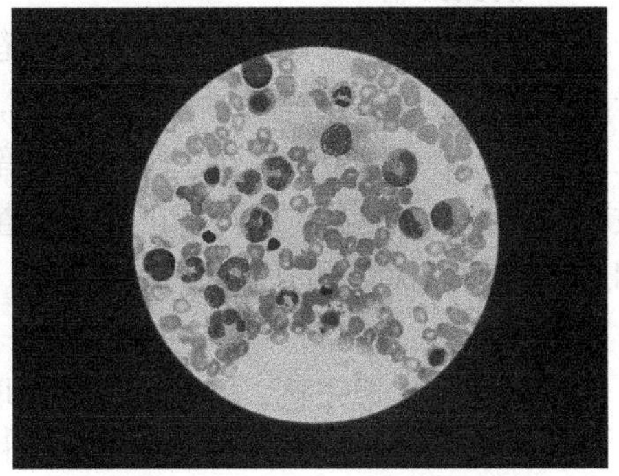

图 7–1–6　巨幼细胞贫血骨髓象

（3）实验室检查：维生素 B_{12}<100 ng/L（正常值 200~800 ng/L），叶酸 <3 μg/L（正常值 5~6 μg/L）。

5. 诊断　根据临床表现、血象、骨髓象、血维生素 B_{12} 和叶酸浓度测定做出诊断。

6. 治疗

（1）一般治疗：补充营养，防止感染，不能进食者可以鼻饲。

（2）去除病因。

（3）药物治疗：见表 7–1–6。

表 7–1–6　药物治疗

药物	方法
维生素 B_{12} 肌内注射	① 500~1000 μg，1 次； ② 每次 100 μg，每周 2~3 次，连用几周； ③ 神经系统受累时，每日 1 mg，连用 2 周以上； ④ 维生素 B_{12} 吸收缺陷：每月 1 mg，长期应用
叶酸治疗	① 每次 5 mg，每日 3 次，至症状好转、血象恢复； ② 抗叶酸代谢药物所致者：甲酰四氢叶酸钙治疗； ③ 先天吸收障碍者：剂量增至每日 15~50 mg

7. 预防

（1）改善乳母营养。

（2）婴儿及时引入其他食物，注意饮食均衡。

（3）及时治疗肠道疾病。

（4）合理应用抗叶酸代谢药物。

七、课后习题

1. 病例分析

患儿，女，1 岁 2 个月，发现面色苍白 1 个月，辅食添加困难，以配方奶及母乳为主。查体：精神尚可，面色苍白，睑结膜、口唇黏膜及甲床苍白，浅表淋巴结不大；心率 130 次 / 分，律齐，心音有力，无杂音；腹平软，肝肋下 0.5 cm，质软，脾肋下未扪及，肠鸣音正常，余查体未见异常。血常规：白细胞 11×10^9/L，Hb 75 g/L，MCV 72 fl，MCH 24 pg。

问题：

（1）病史是否完整，需要进一步获取什么信息？

（2）简述营养性缺铁性贫血的发病机制。

（3）本例应与何种疾病相鉴别？

2. 简答题

（1）营养性巨幼细胞贫血治疗时应注意什么？

（2）简述营养性巨幼细胞贫血的临床表现。

（首都医科大学附属北京潞河医院　杨红秀）

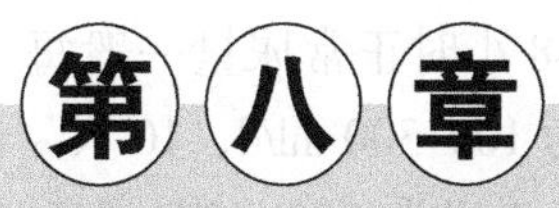

第八章 小儿泌尿系统疾病

第一节　小儿泌尿系统解剖生理特点

一、解剖特点

1. 肾　儿童年龄越小，肾相对越重，2 岁以内健康儿童腹部触诊时容易扪及肾。

2. 输尿管　婴幼儿输尿管长而弯曲，管壁肌肉和弹力纤维发育不良，容易受压及扭曲而导致梗阻，发生尿潴留而诱发感染。

3. 膀胱　婴儿膀胱位置比年长儿高，尿液充盈时，膀胱顶部常在耻骨联合之上，顶入腹腔而容易触到，随年龄增长逐渐降至盆腔内。

4. 尿道　新生女婴尿道长仅 1 cm（性成熟期 3~5 cm），且外口暴露又接近肛门，易受细菌污染。男婴尿道较长，但常有包茎和包皮过长，尿垢积聚时易引起上行性细菌感染。

二、生理特点

肾有许多重要功能。①排泄功能：排除体内代谢终末产物，如尿素、有机酸等；②调节机体水、电解质、酸碱平衡，维持内环境相对稳定；③内分泌功能：产生激素和生物活性物质，如促红细胞生成素、肾素、前列腺素等。肾完成其生理活动，主要通过肾小球滤过和肾小管重吸收、分泌及排泄。

三、儿童排尿及尿液特点

1. 排尿次数　93% 的新生儿在生后 24 小时内排尿，99% 在 48 小时内排尿。生后开始几天内，因摄入量少，每日排尿仅 4~5 次；1 周后因新陈代谢旺盛，进水量较多而膀胱容量小，排尿突增至每日 20~25 次；1 岁时每日排尿 15~16 次，至学龄前和学龄期每日排尿 6~7 次。

2. 排尿控制　正常排尿机制在婴儿期由脊髓反射完成，以后由脑干－大脑皮质控制，至 3 岁已能控制排尿。在 1.5~3 岁之间，儿童主要通过尿道外括约肌和会阴肌控制排尿，若 3 岁后仍保持这种排尿机制，不能控制膀胱逼尿肌收缩，则出现不稳定膀胱，表现为白天尿频、尿急，偶然尿失禁和夜间遗尿。

3. **每日尿量** 儿童尿量个体差异较大，新生儿生后 48 小时正常尿量一般每小时为 1~3 ml/kg，2 天内平均尿量为 30~60 ml/d，3~10 天为 100~300 ml/d，10 天 ~ 2 个月为 250~400 ml/d，2 个月 ~1 岁为 400~500 ml/d，1~3 岁为 500~600 ml/d，3~5 岁为 600~700 ml/d，5~8 岁为 600~1000 ml/d，8~14 岁为 800~1400 ml/d，>14 岁为 1000~1600 ml/d。若新生儿尿量每小时 <1.0 ml/kg 为少尿，每小时 <0.5 ml/kg 为无尿。学龄儿童每日排尿量少于 400 ml、学龄前儿童少于 300 ml、婴幼儿少于 200 ml 时为少尿；每日尿量少于 50 ml 为无尿。

4. **尿液性质**

（1）尿色：生后开始 2~3 天尿色深，稍浑浊，放置后有红褐色沉淀，此为尿酸盐结晶。数日后尿色变淡。正常婴幼儿尿液淡黄、透明，但在寒冷季节放置后可有盐类结晶析出而变浑浊，尿酸盐加热后、磷酸盐加酸后可溶解，尿液变清，可与脓尿或乳糜尿鉴别。

（2）酸碱度：生后头几天因尿内含尿酸盐多而呈强酸性，以后接近中性或弱酸性，pH 多为 5~7。

（3）尿渗透压和尿比重：新生儿尿渗透压平均为 240 mmol/L，尿比重为 1.006~1.008，随年龄增长逐渐增高；婴儿尿渗透压为 50~600 mmol/L，1 岁后接近成人水平；儿童尿渗透压通常为 500~800 mmol/L，尿比重范围为 1.003~1.030，通常为 1.011~1.025。

（4）尿蛋白：正常儿童尿中仅含微量蛋白，通常≤100 mg/（m^2·24 h），定性为阴性，随意尿的尿蛋白（mg/dl）/ 尿肌酐（mg/dl）≤0.2。若尿蛋白含量 >150 mg/d 或 >4 mg/（m^2·h）或 >100 mg/L、定性检查阳性均为异常。

（5）尿细胞和管型：正常新鲜尿液离心后沉渣显微镜下检查，红细胞 <3/HP，白细胞 <5/HP，偶见透明管型。

第二节 急性肾小球肾炎

【学习目标】

1. 掌握急性肾小球肾炎一般病例与严重病例的临床表现、诊断和治疗。
2. 熟悉急性肾小球肾炎的鉴别诊断。
3. 了解急性肾小球肾炎的病因和发病机制。

【重点难点】

1. **重点** 急性肾小球肾炎一般病例与严重病例的临床表现、诊断和治疗。
2. **难点** 急性肾小球肾炎的病因和发病机制。

一、病因

大多数为A组乙型溶血性链球菌急性感染后引起的免疫复合物性肾小球肾炎。

二、发病机制

急性肾小球肾炎的发病机制包括循环免疫复合物和原位免疫复合物形成学说。急性链球菌感染后肾炎的发病机制见图8-2-1。

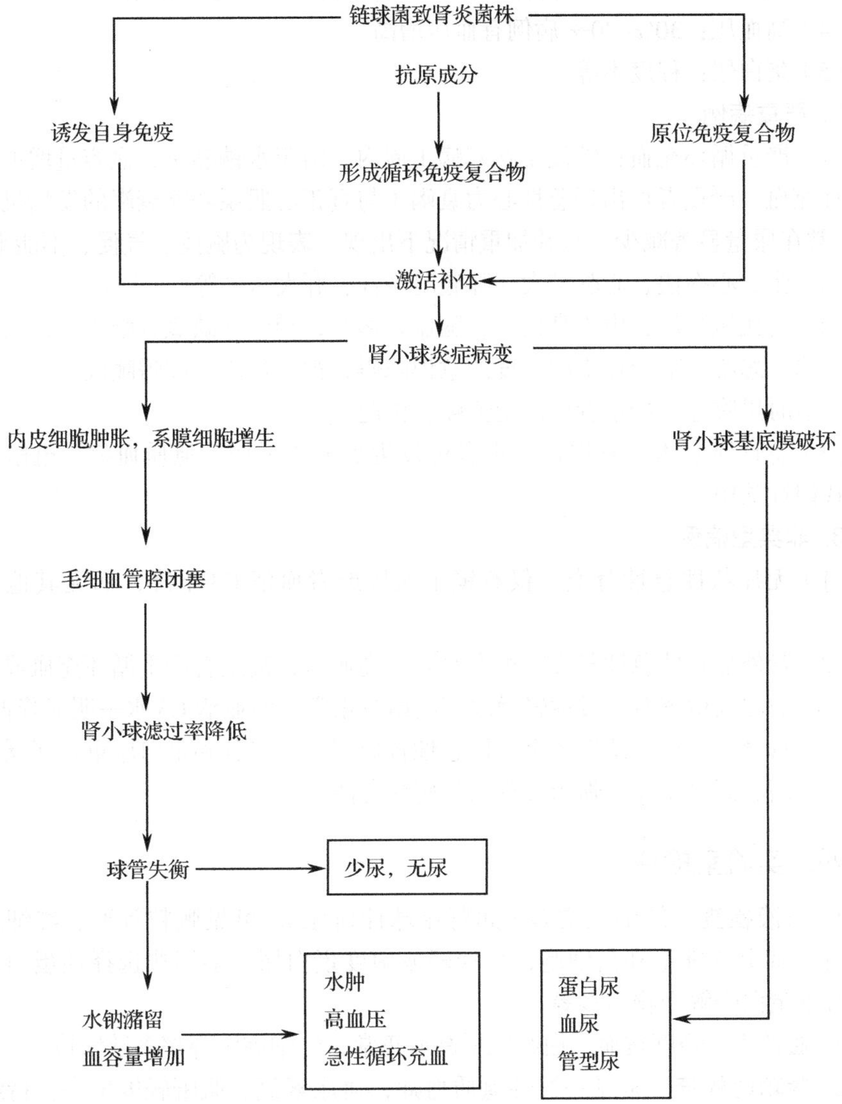

链球菌致肾炎菌株
诱发自身免疫
抗原成分
原位免疫复合物
形成循环免疫复合物
激活补体
肾小球炎症病变
内皮细胞肿胀，系膜细胞增生
肾小球基底膜破坏
毛细血管腔闭塞
肾小球滤过率降低
球管失衡
少尿，无尿
水钠潴留
血容量增加
水肿
高血压
急性循环充血
蛋白尿
血尿
管型尿

图8-2-1　急性链球菌感染后肾炎的发病机制

三、临床表现

1. 一般病例

（1）有前驱感染史，如上呼吸道感染、扁桃体炎、猩红热、皮肤感染。前驱感染至肾炎发病有一无症状的间歇期，一般呼吸道感染为 1~3 周，皮肤感染为 2~4 周。

（2）水肿、少尿是常见症状，早期晨起眼睑水肿，逐渐波及下肢、全身。水肿为非凹陷性。水肿时多伴少尿。

（3）血尿：50%~70% 有肉眼血尿，一般 1~2 周转为镜下血尿。

（4）高血压：30%~80% 病例有血压增高。

（5）蛋白尿：程度不等。

2. 严重病例

（1）严重循环充血：常发生在起病 1 周内，由于水钠潴留、血容量增加而出现循环充血。严重者可出现急性心力衰竭（与真正心肌泵功能衰竭的发病机制不同）：常在尿量显著减少、水肿加重情况下出现，表现为胸闷、气促、不能平卧、颈静脉怒张、心率快、心脏扩大、肺底湿啰音、肝大压痛等。

（2）高血压脑病：由于高血压，脑血管痉挛，导致脑缺氧、脑水肿，表现为剧烈头痛、恶心、呕吐伴不同程度的意识障碍、视觉障碍，如嗜睡或烦躁、视物模糊、暂时黑矇等，严重者可出现惊厥、昏迷。

（3）急性肾衰竭：肾损伤严重者可发生少尿或无尿、氮质血症、电解质紊乱、代谢性酸中毒等。

3. 非典型病例

（1）无症状性急性肾炎：仅有镜下血尿或者血清 C3 下降，而无其他临床表现。

（2）肾外症状性急性肾炎：可有水肿、高血压，甚至有严重循环充血或高血压脑病，而尿液检查有一过性轻微改变或始终正常，但血清 C3 水平明显降低。

（3）具肾病表型的急性肾炎：以急性肾炎起病，水肿和蛋白尿重，伴低白蛋白血症和高胆固醇血症，临床表现似肾病综合征。

四、实验室检查

1. 尿液检查 红细胞增多（属肾小球性血尿），可见颗粒管型、红细胞管型，肾小管上皮细胞和白细胞，可伴轻或中度蛋白尿（多属非选择性蛋白尿），尿中纤维蛋白降解产物增多等。

2. 血常规 轻度贫血，白细胞增高或正常，红细胞沉降率多数增快。

3. 肾功能检查 常见一过性氮质血症，血尿素氮、肌酐轻度增高。持续少尿或无尿者明显升高，内生肌酐清除率降低，尿浓缩功能受损。

4. 免疫学检查 抗链球菌溶血素“O”（ASO）在链球菌感染后肾炎患儿血

清中滴度可升高，但阳性率也可受早期抗生素治疗影响。其他链球菌抗体滴度可升高，如抗脱氧核糖核酸酶 B、抗双磷酸吡啶核苷酸酶、抗透明质酸酶。

5. 血补体测定　80%~90% 患者血清 C3 下降，至第 8 周 94% 患者恢复正常。

五、诊断

根据有链球菌感染前驱病史，急性起病，表现为血尿、蛋白尿、水肿及高血压，急性期血清 ASO 滴度升高，血清 C3 降低，可临床诊断急性肾炎。

六、鉴别诊断

1. 其他病原体感染后肾小球肾炎　细菌、病毒、支原体等也可引起肾炎，可根据病史、前驱感染、间歇期长短及各种感染的临床特点进行鉴别。

2. IgA 肾病　多于上呼吸道感染后 24~48 小时出现血尿，常不伴水肿和高血压，一般无血清 C3 下降，以往有多次血尿发作史。鉴别困难时需行肾活检。

3. 慢性肾炎急性发作　既往肾炎史不详，无明显前驱感染，除有肾炎症状外，常有贫血、肾功能异常、低比重尿或固定低比重尿，尿改变以蛋白增多为主。

4. 原发性肾病综合征　具有肾病综合征表现的急性肾炎需与原发性肾病综合征鉴别，见表 8-2-1。

表 8-2-1　单纯性肾病与肾炎性肾病的鉴别诊断

	单纯性肾病	肾炎性肾病
肾小球源性血尿	无	有
高血压（非药物性）	无	常有
氮质血症	无	有
血清 C3 浓度	正常	常常降低

5. 其他　还应与急进性肾炎或其他系统性疾病引起的肾炎如紫癜性肾炎、狼疮性肾炎等相鉴别。

七、治疗

1. 一般治疗　急性期应卧床休息 2~3 周，直到肉眼血尿消失，水肿减退，血压平稳后可下床进行轻微活动。红细胞沉降率正常可上学。根据水肿、尿量、高血压的程度适当限制盐和水的摄入，有肾功能不全时应严格限制盐、水入量和蛋白质入量，以糖类提供热量。

2. 药物治疗（见表 8–2–2）

表 8–2–2 药物选择和治疗

药物类型	药物及用法
抗生素	以彻底清除病灶为目的，有链球菌感染者用青霉素治疗 10~14 天
利尿剂	①氢氯噻嗪 1~2 mg/（kg・d），分 2~3 次口服； ②无效时使用呋塞米，口服剂量每次 2~5 mg/（kg・d），注射剂量每次 1~2 mg/kg，每日 1~2 次
降压药	①硝苯地平为钙拮抗药，初始剂量为 0.25 mg/（kg・d），最大剂量 1 mg/（kg・d），分 3 次口服； ②卡托普利为血管紧张素转换酶抑制药（ACEI），初始剂量 0.3~0.5 mg/（kg・d），最大剂量 5~6 mg/（kg・d），分 3 次口服

3. 严重循环充血的治疗

（1）纠正水钠潴留，恢复正常血容量，可使用呋塞米。

（2）表现有肺水肿者除一般对症治疗外，可加入硝普钠 5~20 mg 溶于 5% 葡萄糖溶液 100 ml 中，以 1 μg/（kg・min）速度静脉滴注。

八、课后习题

病例分析

患儿，女，7 岁，因“水肿 4 天”入院。入院前 4 天患儿开始出现双眼睑水肿，逐渐波及双下肢，同时伴有洗肉水样尿及少尿，尿量约 200 ml/d。无皮疹及尿路刺激症状，尿中无血块。患儿病前 2 周曾患扁桃体炎，家长给其服“先锋霉素及中药”好转。无肾病家族史。

查体：血压 90/60 mmHg，双眼睑及颜面水肿，心、肺查体未见异常，腹软，无压痛，叩诊鼓音，肾区叩击痛（–），腹水征（–），双下肢非可凹性水肿。

化验：尿蛋白（+++），尿红细胞满视野；血白蛋白 28 g/L，胆固醇 5.0 mmol/L；ASO 560 IU/ml，血清 C3 浓度 0.5 g/L（下降）。

问题：

（1）该病例的主要诊断是什么？

（2）写出诊断依据。

（3）应与哪些疾病鉴别诊断？

（4）主要辅助检查有哪些？

（5）治疗原则是什么？

第三节　肾病综合征

【学习目标】

通过本章的学习，学生应达到如下基本要求：

1. 掌握单纯性肾病与肾炎性肾病的临床表现、诊断与鉴别诊断。
2. 掌握肾病综合征的治疗原则。
3. 熟悉肾病综合征的病理生理和常见并发症。
4. 了解肾病综合征的分类方法。

【重点难点】

1. **重点**　肾病综合征的临床表现、诊断与鉴别诊断及治疗原则。
2. **难点**　肾病综合征的病理生理和常见并发症。

肾病综合征（nephrotic syndrome，NS）是一组由多种原因引起的肾小球基底膜通透性增加，导致血浆内大量蛋白质从尿中丢失的临床综合征。临床有以下四大特点：①大量蛋白尿；②低蛋白血症；③高脂血症；④明显水肿。其中前两项为必备条件。

一、病因及发病机制

肾病综合征的病因及发病机制目前尚不明确。微小病变型可能与T细胞免疫功能紊乱有关，非微小病变型可能与免疫复合物形成有关。一般认为蛋白尿是由于肾小球毛细血管壁电化学或结构的改变所致。

二、病理生理

肾病综合征的病理生理见图8-3-1。

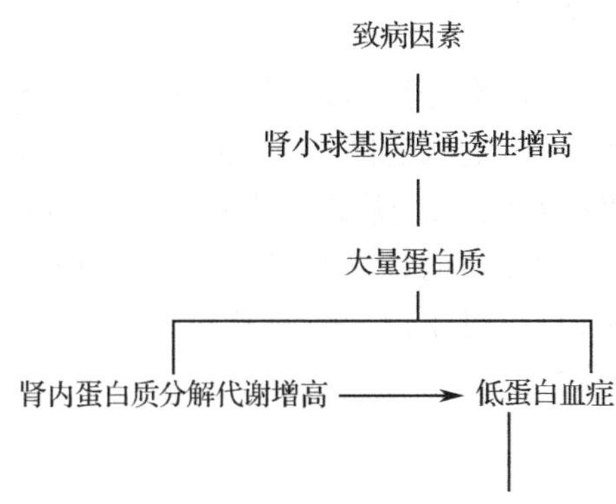

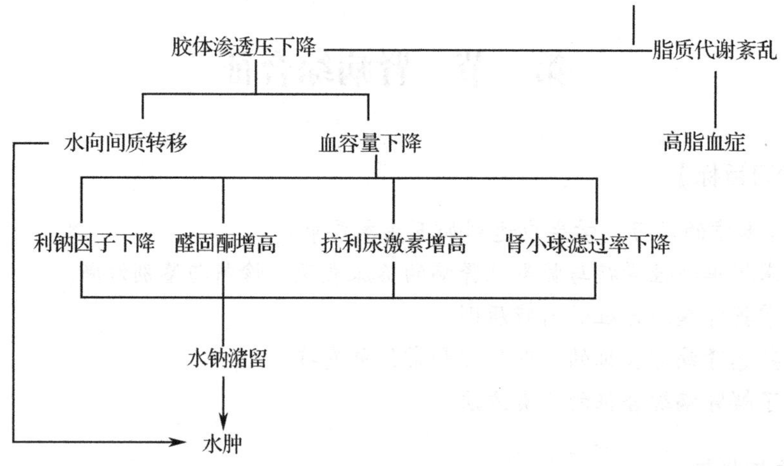

图 8-3-1　肾病综合征的病理生理

三、分型

肾病综合征的分型见表 8-3-1。

表 8-3-1　肾病综合征的分型

分型依据	类型
按病因和发病年龄分型	先天性肾病、原发性肾病、继发性肾病
按病理分型	①微小病变型：小儿约占 80%。②非微小病变型：系膜增生性、局灶性节段性肾小球硬化、膜增生性、膜性肾病等
临床分型	单纯性肾病和肾炎性肾病
按激素效应分型	以泼尼松 1.5~2.0 mg/（kg・d）治疗 8 周判断。①激素敏感型：尿蛋白完全转阴；②激素部分敏感型：尿蛋白减少至（+~++）；③激素耐药型：尿蛋白仍≥（+++）

四、临床表现

水肿最常见，开始见于眼睑，以后逐渐遍及全身，呈凹陷性，严重者可有腹水或胸腔积液。一般起病隐匿，常无明显诱因。大约 30% 有病毒感染或细菌感染发病史，70% 肾病复发与病毒感染有关。尿量减少，颜色变深，无并发症的患者无肉眼血尿，而短暂的镜下血尿可见于大约 15% 的患者。大多数患者血压正常，但轻度高血压也见于约 15% 的患者，严重的高血压通常不支持微小病变型肾病综合征的诊断。

五、常见并发症

1. 感染　是最常见的并发症，也是本病的主要死因和复发的诱因。常见细菌感染如上呼吸道感染、肺炎、皮肤感染、腹膜炎等，病毒或其他病原体也易致病。其中以上呼吸道感染最多见，占 50% 以上。

2. 电解质紊乱和低血容量　常见的电解质紊乱有低钠、低钾及低钙血症。由于长期禁盐、应用利尿剂、感染、吐泻等因素可使血钠降低，表现为厌食、乏力、嗜睡甚至休克、抽搐。另外由于低蛋白血症、血浆胶体渗透压下降、显著水肿而常有血容量不足，尤其在各种诱因引起低钠血症时出现低血容量性休克。

3. 血栓形成　肾病时发生高凝状态易致各种动、静脉血栓形成，以肾静脉血栓形成常见。

六、治疗

1. 一般治疗

（1）休息：一般不需要严格限制活动，严重水肿和高血压时需卧床休息。

（2）饮食：低盐饮食，严重水肿和高血压者忌盐，适当限制水量，供给优质蛋白质 1.5~2.0 g/（kg·d），摄入过多蛋白质可引起肾小球硬化。此外需补足钙剂和维生素 D。

（3）防治感染：注意预防感染，用激素和免疫抑制剂过程中避免与水痘、麻疹等患者接触，一旦合并感染应积极治疗。

（4）对症治疗：一般用糖皮质激素 1~2 周内多数患儿开始利尿消肿，可不用利尿剂；但严重水肿、合并感染、高血压或糖皮质激素不敏感者需用利尿剂。

2. 激素的使用　初治病例诊断尽早选用泼尼松。

表 8-3-2　激素的使用

疗法	激素使用
短程疗法	泼尼松 2 mg/（kg·d），最大 60 mg/d，分 2~3 次，共 4 周。4 周后不论效果如何，均改为 1.5 mg/kg 隔日晨顿服，共 4 周，全疗程 8 周，然后骤然停药。易复发，少用
中程疗法	若 4 周内尿蛋白转阴，则自转阴后至少巩固 2 周才减量，改为隔日 2 mg/kg 早餐后顿服，继续用 4 周，以后每 2~4 周总量中减 2.5~5 mg，直至停药（6 个月）
长程疗法	若 4 周内尿蛋白未转阴，继续服至尿蛋白转阴后 2 周，一般不超过 8 周。改为隔日 2 mg/kg 早餐后顿服，继续用 4 周，以后每 2~4 周减量一次，直至停药（9 个月）
冲击疗法	甲泼尼龙，慎用，根据肾活检病理改变来选择

3. 免疫抑制剂 用于肾病频复发、激素依赖、耐药或出现严重副作用者。环磷酰胺：2~2.5 mg/（kg·d），分3次口服，8~12周总量不超过200 mg/kg。冲击治疗10~12 mg/（kg·d），连续2天为一疗程，每2周重复一疗程，累积量<150~200 mg/kg。

4. 其他药物 抗凝血药如肝素、尿激酶，免疫调节药，血管紧张素转换酶抑制药。

七、课后习题

病例分析

患儿，男，4岁，因"水肿7天"入院。入院前7天患儿开始出现双眼睑水肿，继而波及全身，无血尿及少尿，无皮疹及尿路刺激症状。无肾病家族史。

查体：血压90/60 mmHg，双眼睑及颜面水肿，心、肺查体未见异常，腹壁水肿，腹水征（+），双下肢可凹性水肿。

化验：尿蛋白（+++），尿红细胞0~2/HP。

血白蛋白20 g/L，胆固醇12 mmol/L。

问题：

（1）该病例的诊断是什么？

（2）写出诊断依据。

（3）应与哪些疾病鉴别诊断？

（4）主要的辅助检查是什么？

（5）主要治疗药物是什么？

（北京电力医院　夏艳斌　孙　平）

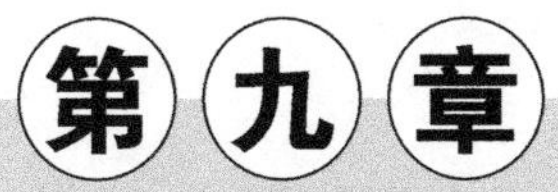

第九章 神经系统疾病

第一节　小儿神经系统特点

【学习目标】

1. 掌握小儿神经系统查体方法。
2. 了解小儿神经系统发育特点。

【重点难点】

1. **重点**　小儿神经系统查体方法。
2. **难点**　小儿神经系统反射检查。

小儿神经系统发育尚未成熟，体检时不易合作（持续时间不宜过长，可分次完成，先检查对小儿刺激最少的项目，尽量使孩子在愉快的情绪中接受检查），检查和评价小儿神经系统功能，不能脱离相应年龄期的正常生理学特征，如伸直性跖反射是婴幼儿暂时的生理现象。

一、一般检查

1. 意识及精神行为状态　对各种刺激的反应，有无嗜睡、意识模糊、昏迷，检查过程中注意力是否集中，有无多动，是否合作，有无烦躁、激惹、谵妄、迟钝、抑郁、幻觉、定向力障碍。

2. 哭声　声音大小、有无力、强弱、音调高低、有无嘶哑，痛觉刺激后引起啼哭的时间。

3. 气味　苯丙酮尿症——鼠尿味；枫糖尿症——烧焦糖味；异戊酸血症——干酪味或汗脚味；蛋氨酸吸收不良——干芹菜味。

4. 皮肤及毛发　有无面部血管纤维瘤，四肢躯干皮肤色素脱失斑。桉树叶斑——结节性硬化症；咖啡牛奶斑——神经纤维瘤。

5. 面容　眼距宽、塌鼻梁——唐氏综合征；舌大而厚——黏多糖病、克汀病；耳大——脆性 X 染色体综合征。

6. 头颅

（1）有无舟状颅，扁头、塔头畸形。

（2）头围：大——脑积水、硬膜下血肿、巨脑症；小——发育停滞、脑萎缩。

（3）前囟门：过小或早闭——头小畸形；过大或晚闭——佝偻病、脑积水；隆起有波动感——颅内压增高；凹陷——脱水。

7. 脊柱 有无畸形、弯曲、强直、隐性脊柱裂、窦道。

二、反射检查

1. 浅反射和腱反射

（1）腹壁反射 1 岁后可以引出，提睾反射 4~6 个月后明显，新生儿期已可引出肱二头肌、膝和踝反射。

（2）腱反射减弱消失提示神经肌肉接头处或小脑疾病。亢进和踝阵挛提示上运动神经元疾患。恒定的一侧性反射缺失或亢进有定位意义。

2. 小儿时期暂时性反射 指生后数月存在，并在一定年龄期消失。异常多见于应出现的时间不出现，该消失的时间不消失，两侧持续不对称。正常暂时性反射出现和消失的时间见表 9–1–1。

表 9–1–1 小儿暂时性反射出现及消失的时间表

神经反射	出现时间	消失时间
拥抱	初生	3~6 个月
吸吮、觅食	初生	4~7 个月
握持	初生	3~4 个月
直颈	2 个月	6 个月
迈步	初生	2 个月
颈拨正	初生	6 个月

第二节 化脓性脑膜炎

【学习目标】

1. 掌握化脓性脑膜炎的临床特点、诊断要点与鉴别诊断。
2. 掌握化脓性脑膜炎的治疗措施和并发症的治疗。
3. 熟悉化脓性脑膜炎、结核性脑膜炎、病毒性脑膜炎脑脊液的鉴别特点。

【重点难点】

1. 重点 化脓性脑膜炎的临床特点、诊断要点与治疗。

2. 难点 化脓性脑膜炎、结核性脑膜炎、病毒性脑膜炎脑脊液的鉴别特点。

化脓性脑膜炎（purulent meningitis）是小儿、尤其婴幼儿时期常见的中枢神经系统化脓性细菌的感染性疾病。临床以急性发热、惊厥、意识障碍、颅内压增高和脑膜刺激征、脑脊液脓性改变为特征。

一、致病菌和入侵途径

主要致病菌是脑膜炎奈瑟菌，其次为肺炎链球菌和流感嗜血杆菌。2 个月以下幼婴和新生儿以及原发性或继发性免疫缺陷病者，易发生肠道革兰氏阴性杆菌和金黄色葡萄球菌脑膜炎。临床由脑膜炎奈瑟菌引起的脑膜炎呈流行性。

致病菌可通过多种途径侵入脑膜：

1. 最常见的途径是通过血流，即菌血症抵达脑膜微血管。当小儿免疫防御功能降低时，细菌通过血脑屏障到达脑膜。致病菌大多由上呼吸道入侵血流。

2. 邻近组织器官感染，如中耳炎、乳突炎等扩散波及脑膜。

3. 与颅腔存在直接通道，如颅骨骨折、神经外科手术、皮肤窦道或脑脊膜膨出，细菌可因此直接进入蛛网膜下隙。

二、病理

在细菌毒素和多种炎症相关细胞因子作用下，形成以软脑膜、蛛网膜和表层脑组织为主的炎症反应，表现为广泛性血管充血、大量中性粒细胞浸润和纤维蛋白渗出，伴有弥漫性血管源性和细胞毒性脑水肿。严重者可有血管坏死和灶性出血，或发生闭塞性小血管炎而致灶性脑梗死。

三、临床表现

绝大多数化脓性脑膜炎患儿为 5 岁以下儿童，<1 岁是发病高峰，流感嗜血杆菌引起的化脓性脑膜炎多集中在 2 个月 ~2 岁儿童。一年四季均可发病，肺炎链球菌感染以冬春季多见，脑膜炎奈瑟菌和流感嗜血杆菌感染分别以春、秋季发病多。大多急性起病，部分患儿病前有上呼吸道或消化道感染病史。

1. 感染中毒及急性脑功能障碍症状　表现为发热、烦躁不安和进行性加重的意识障碍。随病情加重，患儿逐渐从精神萎靡、嗜睡、昏睡、昏迷到深度昏迷。约 30% 的患儿有反复的全身或局限性惊厥发作。脑膜炎奈瑟菌感染常有瘀点、瘀斑和休克。

2. 颅内压增高表现　包括头痛、呕吐，婴儿则有前囟饱满与张力增高、头围增大等。合并脑疝时，则有呼吸不规则、突然意识障碍加重及瞳孔不等大等体征。

3. 脑膜刺激征　以颈强直最常见，其他如 Kernig 征和 Brudzinski 征阳性。

年龄小于 3 个月的幼婴和新生儿化脓性脑膜炎表现多不典型，主要差异在：①体温升高或不升；②颅内压增高不明显；③惊厥可不典型，如仅见面部肢体局灶或多灶性抽动，局部或全身性肌阵挛，或呈眨眼、呼吸不规则、屏气等各种不显性发作；④脑膜刺激征不明显。

四、辅助检查

1. 脑脊液检查 脑脊液检查是确诊本病的重要依据（参见表 9-1-2）。典型病例表现为压力增高，外观混浊似米汤样。白细胞总数显著增多，≥1000×10⁶/L，糖含量常有明显降低，蛋白质含量显著增高。

确认致病菌对明确诊断和指导治疗均有重要意义，涂片革兰染色见革兰氏阳性双球菌，细菌培养阳性者应做药物敏感试验。以乳胶颗粒凝集试验为基础的多种免疫学方法可检测出脑脊液中致病菌的特异性抗原，对涂片和培养未能检测到致病菌的患者诊断有参考价值。

2. 其他检查

（1）血培养：对所有疑似化脓性脑膜炎的病例均应做血培养，以帮助寻找致病菌。

（2）皮肤瘀点、瘀斑涂片：是发现脑膜炎奈瑟菌重要而简便的方法。

（3）外周血象检查：白细胞总数大多明显增高，以中性粒细胞为主。感染严重或不规则治疗者，有可能出现白细胞总数减少。

（4）血清降钙素原检测：可能是鉴别无菌性脑膜炎和细菌性脑膜炎的特异和敏感的检测指标之一，血清降钙素原 >0.5 ng/ml 提示细菌感染。

（5）神经影像学检查：头颅 MRI 较 CT 更能清晰地反映脑实质病变，在病程中重复检查能发现并发症并指导干预措施的实施。增强显影虽非常规检查，但能显示脑膜强化等炎症改变。

五、并发症

1. 硬脑膜下积液 有 30%~60% 的化脓性脑膜炎并发硬脑膜下积液，常发生在 1 岁以下婴儿。治疗 2~3 天后脑脊液有好转，但体温不退或下降后再升高；或意识障碍好转后再次反复，应首先除外本症。头颅透光试验和 CT 扫描可协助诊断，硬膜下穿刺放出积液后行细菌学检查可明确诊断。

2. 脑室管膜炎 主要发生在延误治疗的婴儿。患儿在有效抗生素治疗下出现发热不退、惊厥、意识障碍无改善、进行性加重的颈强直甚至角弓反张，脑脊液始终无法正常化，及 CT 见脑室扩大时，需考虑本症，确诊依赖侧脑室穿刺，取脑室内脑脊液显示异常。治疗大多困难，病死率和致残率高。

3. 脑积水 炎症渗出物粘连、堵塞脑室内脑脊液流出通道，引起非交通性脑积水；也可因炎症破坏蛛网膜颗粒，或颅内静脉窦栓塞致脑脊液重吸收障碍，造成交通性脑积水。发生脑积水后，患儿出现烦躁不安、嗜睡、呕吐、惊厥发作，头颅进行性增大，颅缝分离，前囟扩大、饱满。

4. 抗利尿激素异常分泌综合征 炎症刺激神经垂体致抗利尿激素过量分泌，引起低钠血症和血浆低渗透压，可能加剧脑水肿，致惊厥和意识障碍加重，或直

接因低钠血症引起惊厥发作。

5. 各种神经功能障碍 由于炎症波及耳蜗迷路，10%~30%的患儿并发神经性耳聋。其他还有智力低下、脑性瘫痪、癫痫、视觉障碍和行为异常等。

六、诊断

凡急性发热起病，并伴有反复惊厥、意识障碍或颅内压增高表现的婴幼儿，均应考虑本病，通过脑脊液检查明确诊断。对有明显颅压增高者，应先适当降低颅内压后再行腰椎穿刺，以避免发生脑疝。婴幼儿患者和经不规则治疗者临床表现常不典型，病原学检查往往阴性，诊断时应仔细询问病史和详细进行体格检查，结合脑脊液中病原的特异性免疫学检查及治疗后病情转变，综合分析后确立诊断。

七、鉴别诊断

1. 结核性脑膜炎 呈亚急性起病，常有中枢性面神经、舌下神经及周围性面神经、动眼神经及展神经麻痹，以及脑性失盐综合征等表现。具有结核病接触史或结核感染的依据。

脑脊液外观呈毛玻璃样，白细胞数多 $<500\times10^6/L$，分类以淋巴细胞为主，氯化物降低明显，薄膜涂片抗酸染色阳性和结核菌培养可帮助确立诊断。

2. 病毒性脑膜炎 感染中毒及神经系统症状比化脓性脑膜炎轻，病程自限。脑脊液外观清亮，白细胞数（0~数百）$\times10^6/L$，淋巴细胞为主，糖含量、氯化物常正常。

3. 隐球菌性脑膜炎 临床和脑脊液改变与结核性脑膜炎相似，但病情进展更缓慢，常表现为高颅压和严重头痛等。诊断有赖脑脊液涂片墨汁染色和培养找到致病真菌。

4. 脑脓肿 可发生于外伤、中耳炎、败血症等。细菌直接侵犯脑实质，或由于细菌栓塞引起脑脓肿。脑脊液一般细胞数正常，压力增高，头颅 B 超、磁共振检查有助于进一步确诊。

5. 急性中毒性脑病 是急性感染及毒素所引起的一种脑部症状反应，多因脑水肿所致，而非病原体直接作用于中枢神经系统。脑脊液仅压力增高，其他改变不明显。

八、治疗

化脓性脑膜炎是儿科急症，任何不应有的延缓治疗或不恰当的用药对预后均有不良影响。

1. 抗生素治疗 原则上选用能通过血脑屏障的抗生素。

（1）病原菌明确前的抗生素选择多选第三代头孢菌素，常用头孢曲松 80~100 mg/（kg·d），疗效不理想时可联合使用万古霉素 40 mg/（kg·d）。对 β 内酰胺类药物过敏的患儿，可用美罗培南等碳青霉烯类抗生素。

表 9-2-1　颅内常见感染性疾病脑脊液特点

疾病	压力（kPa）	常规分析			生化分析			其他
		外观	Pandy 试验	白细胞（$\times10^6$/L）	蛋白（g/L）	糖（mmol/L）	氯化物（mmol/L）	
正常	0.69~1.96 新生儿：0.29~0.78	清亮透明	– –	0~10 婴儿：0~20	0.2~0.4 新生儿：0.2~1.2	2.8~4.5 婴儿：3.9~5.0	117~127 婴儿：110~122	无致病菌
化脓性脑膜炎	明显增高	米汤样浑浊	+~+++	数百~数千，多核细胞为主	增高或明显增高	明显降低	正常	涂片革兰氏染色和培养可发现致病菌
结核性脑膜炎	增高	微浑，毛玻璃样	+~+++	数十~数百，淋巴细胞为主	增高或明显增高	降低	降低	薄膜涂片抗酸染色及培养可发现抗酸杆菌
病毒性脑膜炎	正常或轻度增高	清亮，个别微浑	–~+	正常~数百，淋巴细胞为主	正常或轻度增高	正常	正常	特异性抗体阳性，病毒培养可能阳性
隐球菌性脑膜炎	高或显著增高	微浑，毛玻璃样	+~+++	数十~数百，淋巴细胞为主	增高或明显增高	明显降低	降低	涂片墨汁染色和培养可发现致病菌

（2）病原菌明确后的抗生素选择根据药物敏感试验决定。

（3）对肺炎链球菌和流感嗜血杆菌脑膜炎，其抗生素疗程应是静脉滴注有效抗生素10~14天，脑膜炎奈瑟菌脑膜炎7天，金黄色葡萄球菌和革兰氏阴性杆菌脑膜炎应21天以上。若有并发症，还应适当延长。

原则上在临床症状消失、脑脊液正常后2周左右停用抗生素。全部疗程3~4周。

2. 肾上腺皮质激素的应用　常用地塞米松0.6 mg/（kg · d），分4次静脉注射。一般连续用2~3天，过长时间使用并无益处。

3. 并发症的治疗

（1）硬膜下积液：少量积液无须处理。如积液量较大引起颅压增高时，应行硬膜下穿刺放出积液，放液量每次、每侧不超过15 ml。有的患儿需反复多次穿刺，大多数患儿积液逐渐减少而治愈。个别迁延不愈者需外科手术引流。

（2）脑室管膜炎：进行侧脑室穿刺引流以缓解症状。同时，针对病原菌结合用药安全性，选择适宜抗生素脑室内注入。

（3）脑积水：主要依赖手术治疗，包括正中孔粘连松解、导水管扩张和脑脊液分流术。

4. 对症和支持治疗

（1）急性期严密监测生命体征，定期观察患儿意识、瞳孔和呼吸节律改变，并及时处理颅内高压，预防脑疝发生。

（2）及时控制惊厥发作：对症治疗采用地西泮、水合氯醛、苯巴比妥等药物抗惊厥。脑实质受损而致癫痫发作者，应按照癫痫治疗。

（3）监测并维持体内水、电解质、血浆渗透压和酸碱平衡。化脓性脑膜炎急性期入量应控制在每天1000~1200 ml/m^2，即生理需要量的75%，避免脑水肿。

九、预后

本病婴幼儿死亡率10%。死亡率与病原菌（肺炎链球菌脑膜炎死亡率最高）、患儿年龄（<6个月）、脑脊液中细菌量、治疗前惊厥持续时间（>4天）相关。有10%~20%的幸存者遗留各种神经系统严重后遗症，常见的神经系统后遗症包括听力丧失、智力倒退、反复惊厥、语言能力减退、视觉障碍、行为异常。

十、课后习题

1. 化脓性脑膜炎的并发症有哪些？

2. 化脓性脑膜炎、结核性脑膜炎、病毒性脑膜炎脑脊液的鉴别特点有哪些？

3. 病例分析

病例1：患儿，女，1岁，因高热、呕吐2天，嗜睡、抽搐1次入院。5天前有上呼吸道感染病史。查体：T 39 ℃，精神萎靡，双瞳孔等大、等圆，对光反射灵敏，咽充血，双扁桃体Ⅱ度肿大。颈强直，双肺（-），心律齐，腹软，四肢肌张力稍高，双侧Brudzinski征、Kernig征（+）。血常规：白细胞18.2×10^9/L，中性粒细胞 0.90。脑脊液检查：压力 1.98 kPa（15 mmHg），外观浑浊，白细胞 1050×10^6/L，中性粒细胞 0.85，蛋白质 1.1 g/L，糖 2.2 mmol/L，氯化钠 100 mmol/L。

问题：

（1）该患儿最可能的诊断是什么？

（2）请列出诊断依据。

（3）应进一步做哪些检查？

病例 2：患儿，男，1 岁 3 个月，主因发热 4 天，腹泻 1 天，抽搐 2 次入院。腹泻为稀水样便，4 次 / 日，尿量无减少，既往无抽搐史。查体：T 37.8 ℃，精神萎靡，无明显脱水外观，皮肤弹性可，双瞳孔等大、等圆，对光反射灵敏，咽充血，双扁桃体Ⅰ度肿大，双肺（–），心律齐，腹平、软，肠鸣音活跃，四肢肌张力稍高，无颈强直，双侧 Brudzinski 征（+）。血常规：白细胞 4.2×10^9/L，中性粒细胞 0.44，淋巴细胞 0.54，单核细胞 0.2。血生化无异常。脑脊液检查：压力 0.96 kPa，外观清亮，白细胞偶见，蛋白质 0.2 g/L，糖 3.5 mmol/L，氯化钠 120 mmol/L。

问题：

（1）该患儿最可能的诊断是什么？

（2）请列出诊断依据。

（3）应进一步做哪些检查？

第三节　病毒性脑炎

【学习目标】

1. 掌握病毒性脑炎的临床特点、诊断要点与鉴别诊断。
2. 掌握病毒性脑炎的治疗措施和并发症的治疗。
3. 熟悉化脓性脑膜炎、结核性脑膜炎、病毒性脑炎脑脊液的鉴别特点。

【重点难点】

1．重点　病毒性脑炎的临床特点、诊断要点与治疗。

2．难点　化脓性脑膜炎、结核性脑膜炎、病毒性脑炎脑脊液的鉴别特点。

病毒性脑炎（viral encephalitis）是由病毒引起的颅内急性感染。由于病原体致病性能和宿主反应过程的差异，形成不同类型疾病，表现为病毒性脑炎、脑膜炎，以病毒性脑炎多见。大多数患者病程具有自限性。

一、病因、病理和发病机制

1. 病因　绝大多数为肠道病毒，其次为虫媒病毒、腺病毒、单纯疱疹病毒、腮腺炎病毒和其他病毒等。

2. 病理　脑膜和（或）脑实质广泛性充血、水肿，伴淋巴细胞和浆细胞浸润。可见炎症细胞在小血管周围呈袖套样分布，血管周围组织神经细胞变性、坏死和髓鞘病变。病理改变大多弥漫分布，单纯疱疹病毒常引起颞叶为主的脑部病变。

3. 发病机制　病毒经肠道或呼吸道→淋巴系统繁殖→血流（虫媒病毒直接进入血流）→感染颅外某些脏器→发热等全身症状。

病毒在定居脏器内进一步繁殖→脑或脑膜组织→中枢神经系统症状。

若宿主对病毒抗原发生强烈免疫反应，可导致脱髓鞘、血管与血管周围脑组织损害。

二、临床表现

病情轻重取决于脑膜或脑实质受累的相对程度。重症脑炎更易发生急性期死亡或后遗症。

1. 病毒性脑膜脑炎　急性起病，或先有上呼吸道感染或前驱传染性疾病。主要表现为发热、恶心、呕吐、软弱、嗜睡等神经精神症状。严重意识障碍和惊厥少见。可有颈强直等脑膜刺激征。病程大多在1~2周内。

2. 病毒性脑炎　起病急，其临床表现因脑实质部位的病理改变、范围和严重程度而有所不同。

（1）大多数患儿因弥漫性大脑病变而主要表现为发热、反复惊厥发作、不同程度的意识障碍和颅内压增高症状。惊厥大多呈全身性，但也可有局灶性发作，严重者呈惊厥持续状态。患儿可有嗜睡、昏睡、昏迷、深度昏迷，甚至去皮质状态等不同程度的意识改变。若出现呼吸节律不规则或瞳孔不等大，要考虑颅内高压并发脑疝的可能性。部分患儿尚伴偏瘫或肢体瘫痪表现。

（2）有的患儿病变主要累及额叶皮质运动区，出现反复惊厥发作，多数为全身性或局灶性强直－阵挛或阵挛性发作，少数表现为肌阵挛或强直性发作，皆可出现惊厥持续状态。

（3）若脑部病变主要累及额叶底部、颞叶边缘系统，患儿则主要表现为精神情绪异常，如躁狂、幻觉、失语，以及定向力、计算力与记忆力障碍等。多种病毒可引起此类表现，但由单纯疱疹病毒引起者最严重，常合并惊厥与昏迷，病死率高。

其他还有以偏瘫、单瘫、四肢瘫或各种不自主运动为主要表现者。不少患者可能同时兼有上述多种类型表现。当病变累及锥体束时可出现阳性病理征。

三、辅助检查

1. 脑脊液检查 见化脓性脑膜炎鉴别诊断。

2. 病毒学和血清学检查 脑脊液中病毒核酸的 PCR 检查具有特异性和敏感性高的优点，因而被广泛应用。

3. 外周血常规 白细胞一般不高或正常。

4. 影像学检查 头颅 CT 主要提示大脑弥漫性的水肿。

5. 脑电图 一般显示弥漫性的异常，对诊断无帮助。

四、诊断

根据临床表现和实验室检查的依据可诊断。

大多数病毒性脑炎的诊断有赖于排除颅内其他非病毒性感染、Reye 综合征等急性脑部疾病后可确定诊断。

五、鉴别诊断

1. 颅内其他病原感染 主要根据脑脊液外观、常规、生化和病原学检查，与化脓性、结核性、隐球菌性脑膜炎鉴别。此外，合并硬膜下积液者支持婴儿化脓性脑膜炎的诊断。发现颅外结核病灶和皮肤 PPD 阳性有助于结核性脑膜炎的诊断。

2. Reye 综合征 因急性脑病表现和脑脊液无明显异常使两病易相混淆，但依据 Reye 综合征无黄疸而肝功能明显异常、起病后 3~5 天病情不再进展、部分患儿血糖降低等特点，可与病毒性脑膜炎或脑炎鉴别。

六、治疗

1. 维持水、电解质平衡与合理营养供给。对营养状况不良者给予静脉营养剂或白蛋白。

2. 控制脑水肿和颅内高压 ①严格限制液体入量；②过度通气，将 $PaCO_2$ 控制在 20~25 mmHg；③静脉注射脱水药，如甘露醇、呋塞米等。

3. 控制惊厥发作及严重精神行为异常 可给予止惊剂，如地西泮、苯巴比妥、左乙拉西坦等。如止惊剂治疗无效可在控制性机械通气下给予肌肉松弛剂。

4. 抗病毒药物 阿昔洛韦是治疗单纯疱疹病毒、水痘－带状疱疹病毒的首选药物，每次 5~10 mg/kg，每 8 小时 1 次；更昔洛韦治疗巨细胞病毒有效，每次 5 mg/kg，每 12 小时 1 次。疗程 10~14 天。

七、预后

本病病程大多 2~3 周。多数患者完全恢复。不良预后与病变严重程度、病毒种类（单纯疱疹病毒感染）和患儿年龄（<2 岁）相关。重型病毒性脑炎预后差，常遗留精神运动障碍、视觉与听觉障碍等。

第四节　小儿惊厥

【学习目标】

1. 掌握热性惊厥的临床表现与鉴别诊断，惊厥的处理原则及方法。
2. 掌握惊厥持续状态的急救处理。
3. 熟悉惊厥的常见病因分类。

【重点难点】

1. 重点　热性惊厥的临床表现与鉴别诊断，惊厥的处理方法。

2. 难点　复杂性惊厥及单纯性惊厥的鉴别诊断。

惊厥是痫性发作的常见形式，表现为强直或阵挛等骨骼肌运动性发作，常伴有意识障碍。热性惊厥（febrile seizures，FS）的发作均与发热性疾病中体温骤然升高有关。

惊厥发作有以下特征：

1. 惊厥是儿科常见急症，年龄越小，发生率越高。

2. 容易有频繁或严重发作，甚至惊厥持续状态。新生儿及婴儿常有不典型发作，表现为面部、肢体局部肌肉抽动，咀嚼，呼吸暂停，青紫等。

一、病因

小儿惊厥临床常见病因及分类见表 9-4-1。

表 9-4-1　小儿惊厥的病因及分类

感染性病因	非感染性病因
颅内感染 　脑炎，脑膜炎	颅内疾病 　颅内损伤与出血 　先天发育畸形 　颅内占位性病变
颅外感染 　热性惊厥 　感染中毒性脑病	颅外疾病 　缺氧缺血性脑病 　代谢性疾病 　水、电解质紊乱 　肝、肾衰竭，Reye 综合征 　遗传代谢病 　中毒

二、临床表现

热性惊厥，发热伴有神志不清，双眼斜视或凝视，口吐白沫，口周发绀，四肢抽动或强直，一般持续数分钟可自行缓解。单纯性与复杂性热性惊厥的区别见表 9–4–2。

表 9–4–2　单纯性与复杂性热性惊厥的区别

区别要点	单纯性热性惊厥	复杂性热性惊厥
年龄	6 个月 ~5 岁	<6 个月或 >5 岁
发病率	在 FS 中约占 70%	在 FS 中约占 30%
惊厥发作形式	全身性发作	局限性或不对称性发作
惊厥持续时间	短暂发作，<10 分钟	发作时间长，>10 分钟
惊厥发作次数	≤2 次	24 小时内反复多次发作
神经系统异常	阴性	阳性
惊厥持续状态	少有	较常见
尿、便失禁或伴随症状	少有	常见
热性惊厥复发总次数	≤4 次	≥5 次

三、治疗

1. 单纯性 FS 治疗　仅针对原发病处理，包括退热药物和其他物理降温措施即可。

2. 一般治疗　保持呼吸道通畅，监护生命体征，建立静脉通道。

3. 终止发作　地西泮 0.3~0.5 mg/kg 缓慢静脉注射，最大量≤10 mg，15 分钟可重复 1 次；或 10% 水合氯醛 0.5 ml/kg 保留灌肠。惊厥未得到控制，按惊厥持续状态处理。

4. 预防　可于发热开始即使用地西泮（安定）1 mg/（kg · d），分 3 次口服，连服 2~3 天，或直到本次原发病体温恢复正常为止。间歇期预防无效者，可长期使用丙戊酸钠 10~20 mg/（kg · d），分 2 次口服，疗程 1~2 年。

5. 复杂性惊厥治疗　见癫痫章节。

四、课后习题

1. 病例分析 1

患儿，男，7 个月，因咳嗽 5 天、发热 1 天入院。入院后予抗炎、退热等对症治疗，咳嗽有所好转，体温仍在 38.8~40 ℃之间。胸部 X 线检查示支气管肺炎。入院 18 小时突然出现抽搐，四肢强直，双眼凝视上翻，神志不清，口吐白沫，持续约 5 分钟，无尿、便失禁，经地西泮静脉注射后抽搐停止。患儿围生期史无异常，无外伤史。家族史无异常。

查体：T 39.3 ℃，嗜睡，皮肤未见皮疹，毛发颜色无异常，五官端正，前囟饱满，口角无歪斜，颈无抵抗，双肺呼吸音粗，可闻及中、细湿啰音，心率150次/分，律齐，未闻及杂音，腹软，肝、脾肋下未及。肢体肌张力正常，双侧膝腱反射无亢进，双侧Babinski征阴性。

问题：

（1）该患儿最可能的诊断是什么？

（2）为明确诊断，还需要做哪些检查？

（3）如何治疗？

2. 病例分析2

患儿，女，7岁5个月，因咳嗽、发热3天，抽搐2次入院。3天前无诱因出现咳嗽伴发热，体温为37.8~38.5 ℃，家长给其服“小儿肺热咳喘口服液”治疗2天，咳嗽、发热症状好转，入院当天上午突然抽搐，表现为口吐白沫，四肢强直抽动，意识丧失，双眼上翻，持续10分钟，家长掐人中后缓解，抽搐后思睡。2小时前在医院候诊时再次抽搐发作，伴尿失禁。

查体：T 37.6 ℃，一般情况可，发育正常，思睡，皮肤未见皮疹，毛发颜色无异常，五官端正，颈无抵抗，双肺呼吸音粗，未闻及啰音，心率91次/分，律齐，未闻及杂音，腹软，肝、脾肋下未及。脊柱、四肢无畸形，肌力、肌张力正常，双侧膝腱反射无亢进，双侧Babinski征阳性。

问题：

（1）该患儿最可能的诊断是什么？

（2）诊断依据及鉴别诊断是什么？

（3）治疗原则是什么？

（北京市石景山医院　李翠萍　高玉娥）

第十章 结缔组织疾病

第一节 风 湿 热

【学习目标】

1. 掌握风湿热的临床表现及Jones诊断标准、治疗原则和预防，风湿热活动的指标。

2. 熟悉风湿热的病因和发病机制，风湿热的鉴别诊断。

3. 了解风湿热的病理分期。

【重点难点】

1. **重点** 风湿热的诊断标准和治疗原则。

2. **难点** 风湿热的鉴别诊断。

一、概述

风湿热（rheumatic fever，RF）是由咽喉部感染A组乙型溶血性链球菌后发生的急性或慢性的风湿性疾病，可反复发作，主要累及关节、心脏、皮肤和皮下组织，偶可累及中枢神经系统、血管、浆膜及肺、肾等内脏。

最常见为5~15岁的儿童和青少年，冬春季多见，无性别差异。

二、病因和发病机制

风湿热是链球菌感染诱导的异常免疫反应。

1. 相同的抗原性，产生免疫交叉反应。

（1）荚膜透明质酸→人体关节、滑膜。

（2）细胞壁外层蛋白、中层多糖→人体心肌、心瓣膜。

（3）细胞膜脂蛋白→人体心肌肌膜、丘脑下核、尾状核。

2. 循环免疫复合物沉积、细胞免疫反应异常。

3. 遗传易感性。

4. 毒素。

三、病理分期

1. 急性渗出期　结缔组织变性、水肿，炎性细胞浸润，纤维素性及浆液性渗出。部位：心脏、关节、皮肤等。该期持续约 1 个月。

2. 增生期　特点为形成风湿小体（Aschoff 小体），是诊断风湿热的病理依据，提示风湿活动。部位：主要发生于心肌和心内膜（包括心瓣膜），还可发生于肌肉及结缔组织（形成皮下小结）。该期持续 3~4 个月。

3. 硬化期　纤维组织增生和瘢痕形成；心瓣膜边缘出现疣状物，瓣膜增厚，形成瘢痕。部位：二尖瓣最常受累，其次为主动脉瓣。该期持续 2~3 个月。

四、临床表现

急性起病者病前 1~6 周常有链球菌感染后咽峡炎病史，表现为发热（38~40 ℃）、面色苍白、乏力、多汗、精神不振等。隐匿起病者仅为低热或无发热。

五、心脏炎

心脏炎是风湿热唯一的持续性器官损害，有 40%~50% 患者出现。同时累及心肌、心内膜、心包膜者，称为全心炎。

1. 心肌炎　重者可有心力衰竭，安静时心动过速；心脏扩大，心尖冲动弥散，心音低钝，可闻及奔马律；心尖部可闻及 2/6 级收缩期吹风样杂音或主动脉瓣区舒张中期杂音。心电图：P–R 间期延长，ST–T 改变。

2. 心内膜炎　主要为二尖瓣和（或）主动脉瓣关闭不全。心尖部 2/6 级吹风样全收缩期杂音或心尖区柔和、短促的舒张中期杂音；主动脉瓣区舒张期叹气样杂音。多次复发可导致风湿性心瓣膜病。

3. 心包炎　可有心前区疼痛、呼吸困难及端坐呼吸；可有心包填塞表现，如颈静脉怒张、肝大等；心包摩擦音、心音遥远、心前区搏动消失。一旦有心包炎表现，提示心脏炎严重，易发生心力衰竭。

风湿性心脏炎初次发作时有 5%~10% 患儿发生心力衰竭，再发时发生率更高。风湿性心瓣膜病伴心力衰竭，提示活动性心脏炎。

六、关节炎

有 50%~60% 患者出现关节炎，典型病例为游走性、多发性大关节炎。表现为关节红、肿、热、痛、活动受限，持续数日后自行消退，愈后不留畸形。发病很少超过 1 个月。

七、舞蹈病

有 3%~10% 患者出现舞蹈病，也称 Sydenham 舞蹈病。表现为全身或部分肌肉的不自主快速运动，兴奋或注意力集中时加剧，入睡后消失，以面部和上肢肌肉为主。

其他症状后数周或数月发生，也可为首发症状。

病程 1~3 个月，少数遗留神经精神后遗症。

八、皮肤症状

（1）环形红斑：6%~25% 患儿出现，呈一过性或持续数周。

（2）皮下小结：2%~16% 患儿出现，常伴有严重心脏炎，2~4 周消失。

九、辅助检查

1. 链球菌感染证据 ASO 增高（50%~80%），抗脱氧核糖核酸酶 B（anti-DNase B）、抗链激酶（ASK）、抗透明质酸酶（AH），咽拭子培养（阳性率 20%~25%）。

2. 风湿热活动指标 白细胞计数增高、红细胞沉降率增快、C- 反应蛋白阳性、α_2 球蛋白和黏蛋白增高。

3. 心电图、超声心动图。

十、诊断

诊断思路为是否为风湿热，是否伴心脏炎，是否有风湿热活动（表 10-1-1）。

表 10-1-1 风湿热的 Johes 诊断标准 (1992)

主要表现	次要表现	链球菌感染证据
心脏炎 ①杂音； ②心脏增大； ③心包炎； ④充血性心力衰竭	临床表现 ①既往风湿热病史； ②关节痛； ③发热。 实验室检查 ① ESR 增快，CRP 阳性，白细胞增多，贫血； ② 心电图：P-R 间期延长，Q-T 间期延长	1. 近期患过猩红热； 2. 咽拭子培养溶血性链球菌阳性； 3. ASO 或风湿热抗链球菌抗体增高
多发性关节炎		
舞蹈病		
环形红斑		
皮下小节		

在确定链球菌感染证据的前提下，有 2 项主要表现或 1 项主要表现伴 2 项次要表现即可做出诊断。对伴有风湿性心脏病的复发性风湿热、隐匿发病的风湿性心脏炎和舞蹈病诊断应放宽。

十一、鉴别诊断

1. 与风湿性关节炎的鉴别

（1）幼年特发性关节炎：常侵犯指（趾）小关节，无游走性，反复发作后遗

留关节畸形。

（2）急性化脓性关节炎：全身中毒症状重，血培养阳性，常为金黄色葡萄球菌感染。

（3）急性白血病：周围血涂片可见幼稚白细胞，骨髓检查可予鉴别。

（4）生长痛：多发生于下肢，夜间或入睡明显，喜按摩，局部无水肿。

2. 与风湿性心脏炎的鉴别

（1）感染性心内膜炎：血培养阳性。

（2）病毒性心肌炎：实验室检查发现病毒感染证据。

十二、治疗

1. 一般治疗 无心脏炎患儿卧床休息 2 周；心脏炎无心力衰竭患儿卧床休息 4 周；心脏炎伴心力衰竭患儿卧床休息至少 8 周，在以后 2~3 个月内逐渐增加活动量。

2. 清除链球菌感染 青霉素 80 万 U 肌内注射，每日 2 次，持续 2 周。

3. 抗风湿热治疗 应用非甾体抗炎药，如阿司匹林，100 mg/（kg · d）（最大≤3 g/d），2 周后逐渐减量，疗程 4~8 周。

心脏炎时宜早期使用糖皮质激素，泼尼松每日 2 mg/kg（≤60 mg/d），2~4 周后减量，总疗程 8~12 周。

4. 其他治疗 充血性心力衰竭时大剂量静脉注射糖皮质激素，如甲泼尼龙 10~30 mg/kg，每日 1 次，共 1~3 次。慎用强心苷类药物。舞蹈病时可用苯巴比妥等镇静剂。

十三、预防

1. 初发的预防（一级预防） 增强体质，预防呼吸道感染。

2. 复发的预防（二级预防） 长效青霉素（120 万 U 肌内注射，每 3~4 周 1 次），对青霉素过敏者可改用红霉素口服。无心脏损害者至少应用 5 年（最好至 25 岁），有风湿性心脏病者应用终身。拔牙或行其他手术时，术前、术后应用抗生素预防感染性心内膜炎。

十四、课后习题

1. 7 岁男孩，高热 4 天，体温达 40 ℃。2 天前出现游走性关节肿痛，累及左腕和右膝。查体：咽红，无脓性分泌物，心、肺（–），腹软。右膝关节红、肿、热、痛，活动受限，拒绝触摸。WBC 13×10^9/L，N 0.82，ASO 1200 U/ml，C 反应蛋白强阳性。首先考虑的诊断是

A. 风湿性关节炎　B. 化脓性关节炎　C. 感染后关节炎
D. 幼年特发性关节炎　E. 系统性红斑狼疮

2. 患者，男，14 岁，7 年前确诊为风湿性心脏炎，未进行正规抗链球菌预防治疗，急性发作 10 次，确诊为慢性风湿性心瓣膜病。1 周前无明显诱因，突发充血性心力衰竭。此时的治疗方案是

A. 地高辛 + 利尿剂　　B. 地高辛 + 血管扩张剂
C. 血管扩张剂 + 利尿剂　　D. 地高辛快速饱和 + 糖皮质激素
E. 糖皮质激素 + 血管扩张剂

3. 7 岁女孩，低热 1 周，伴双踝部疼痛和阵发性腹痛，发病前 2 周患猩红热。查体：心、肺正常，踝关节未见明显红、肿、热、痛，但活动受限。考虑急性风湿热早期表现，此时临床应重点注意的是

A. 是否存在关节炎　　B. 是否存在心脏损害
C. 链球菌感染是否已被清除　　D. 有无舞蹈病的表现
E. 有无皮肤损害

4. 7 岁男童，2 周前咽痛，自服氨苄西林后好转，9 天前低热，近 3 天右肩和左膝关节疼痛，但无红肿。昨日感觉心慌、乏力，心电图示 P–R 间期延长，ST–T 改变。体检：咽红，无脓性分泌物，心尖区闻及Ⅱ级收缩期杂音。胸部 X 线检查示心影轻度扩大。

（1）考虑为

A. 风湿热　　B. 败血症　　C. 幼年特发性关节炎
D. 川崎病　　E. 系统性红斑狼疮

（2）为进一步明确诊断，首先应进行

A. 心脏超声　　B. 红细胞沉降率　　C. ASO 检测
D. 咽培养　　E. 血培养

（3）该患儿的治疗药物是

A. 阿司匹林　　B. 糖皮质激素　　C. 非甾体抗炎药
D. 甲氨蝶呤　　E. 羟基喹啉

第二节　川　崎　病

【学习目标】

1. 掌握川崎病的临床表现、诊断及治疗原则。
2. 熟悉川崎病的辅助检查、鉴别诊断、预后与随访。
3. 了解川崎病的病因及发病机制。

【重点难点】

1. **重点**　川崎病的临床表现和诊断标准。
2. **难点**　川崎病的发病机制及鉴别诊断。

一、概述

川崎病（KD）为全身性血管炎，主要影响中动脉，又称为皮肤黏膜淋巴结综合征（MCLS）。有 15%~20% 患儿发生冠状动脉损害。

二、病因和发病机制

1. 病因　病因迄今未明，但流行病学、临床表现提示可能与感染因素有关。

2. 发病机制　微生物超抗原激活具有遗传易感性患儿的 T 细胞，引发异常免疫反应，导致免疫性损伤（图 10-2-1）。超抗原包括葡萄球菌、链球菌、肠毒素、热休克蛋白 65 等。

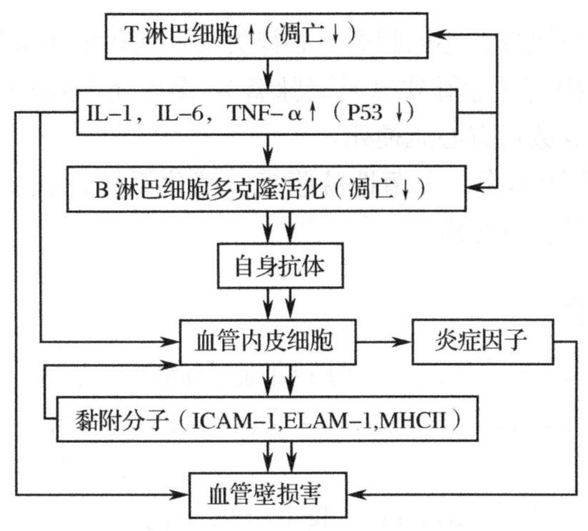

图 10-2-1　川崎病发病机制

三、病理

病理变化为全身性血管炎，易累及冠状动脉。病理过程可分为四期。

Ⅰ期：持续 1~9 天，大、中、小血管炎和血管周围炎，白细胞浸润和水肿；以 T 淋巴细胞为主。

Ⅱ期：持续 12~25 天，主要影响中动脉，弹力纤维和肌层断裂，形成血栓和动脉瘤。

Ⅲ期：持续 28~31 天，动脉炎症渐消退，血栓和肉芽肿形成，动脉部分或完全阻塞。

Ⅳ期：持续数月至数年，心肌瘢痕形成，阻塞的动脉可再通。

四、临床表现

1. 主要表现

（1）发热：持续7~14天或更长，抗生素治疗无效。

（2）球结合膜充血：无脓性分泌物。

（3）唇及口腔表现：唇及口腔黏膜充血，唇皲裂，草莓舌。

（4）手足症状：急性期手足硬性水肿、掌跖红斑，恢复期出现指（趾）端膜状脱皮，指（趾）甲横沟，重者指（趾）甲脱落。

（5）皮肤表现：多形性红斑、猩红热样皮疹，肛周皮肤发红、脱皮。

（6）颈淋巴结肿大：可有触痛。

2. 心脏表现

（1）心包炎、心肌炎、心内膜炎、心律失常：病程第1~6周。

（2）冠状动脉损害（冠脉狭窄或冠脉瘤）：多发生于病程第2~4周，也可发生于疾病恢复期；少数可有心肌梗死。

3. 其他 间质性肺炎、无菌性脑膜炎、消化系统症状、关节痛、关节炎。原接种卡介苗瘢痕处再现红斑。

五、辅助检查

1. 血液检查 白细胞增高，中性粒细胞增高伴核左移；轻度贫血，2~3周时血小板增高；红细胞沉降率增高，C-反应蛋白增高；纤维蛋白质增高；血清氨基转移酶增高。

2. 免疫学检查 血清IgG、IgA、IgM、IgE增高。

3. 心电图 ST-T改变，心肌梗死表现。

4. 超声心动图（2~3周） 是最重要的辅助检查，可见心包积液，左心室增大，反流；可有冠状动脉异常，如冠状动脉扩张或冠状动脉瘤形成。

六、诊断

1. 诊断标准 见表10-2-1。

表10-2-1 川崎病的诊断标准

发热5天以上，伴下列5项临床表现中4项者，排除其他疾病后，即可诊断
①四肢变化：急性期掌跖红斑，手足呈硬性水肿；恢复期指（趾）端膜状脱皮
②多形性红斑
③眼结合膜充血，非化脓性
④唇充血皲裂，口腔黏膜弥漫充血，舌乳头突起、充血呈草莓舌
⑤颈部淋巴结肿大

注：如5项临床表现不足4项，但超声心动图有冠状动脉损害，亦可确诊为川崎病。

（1）年龄≥6个月，发热≥5天，具有至少2项临床表现，炎症反应指标明显升高，除外其他疾病者，可疑诊；如出现冠状动脉损害者可确诊。

（2）年龄<6个月，若发热持续不退，有炎症反应证据存在，排除其他疾病，发现明确冠状动脉损害者可诊断。

2. IVIg非敏感型KD　也称IVIg无反应型KD、IVIg耐药型KD、难治型KD等。

患儿在发病10天内接受IVIg 2 g/kg治疗，输注36~48小时后体温仍高于38 ℃，或用药2~7天后再次发热，并符合至少1项诊断标准者可诊断为IVIg非敏感型KD。

七、鉴别诊断

川崎病鉴别诊断要点见表10-2-2。

表10-2-2　川崎病鉴别诊断要点

疾病名称	不同点
渗出性多形性红斑	①眼、唇无脓性分泌物及假膜形成；②皮疹不包括水疱和结痂
幼年特发性关节炎全身型	①发热期相对较短，皮疹较弥漫；②掌跖红斑，手足硬肿
出疹性病毒感染	①掌跖潮红、手足硬肿及恢复期指（趾）端膜状脱皮；②唇黏膜潮红、皲裂，草莓舌；③白细胞及中性粒细胞百分数均升高，伴核左移；④ESR及CRP均显著升高
猩红热	①皮疹往往在发热数天后出现；②皮疹形态接近麻疹和多形性红斑；③好发年龄为婴幼儿及较小儿童；④青霉素治疗无效

八、治疗

1. 阿司匹林　每日30~50 mg/kg，分2~3次口服，热退后3天逐渐减量，2周左右减至3~5 mg/（kg·d），维持6~8周。有冠状动脉病变者，延长用药时间，直至冠状动脉恢复正常。

2. 免疫球蛋白　2 g/kg，于8~12小时静脉缓慢输入，宜于发病早期（10天内）应用，可迅速退热，预防冠状动脉病变的发生。应同时应用阿司匹林。使用IVIg患者11个月内不宜接种麻疹、腮腺炎、风疹、水痘疫苗。

3. 糖皮质激素　IVIg治疗无效，或存在IVIg耐药风险的患儿可考虑早期使用糖皮质激素，可与阿司匹林和双嘧达莫合并应用。泼尼松每日1~2 mg/kg，2~4周逐渐减量至停药。

4. 其他治疗

（1）抗血小板聚集：双嘧达莫、氯吡格雷。

（2）对症支持治疗。

（3）心脏手术。

5. IVIg 非敏感型 KD 的治疗

（1）再次足量 IVIg（2 g/kg）。

（2）糖皮质激素联合阿司匹林。

九、预后

1. 川崎病为自限性疾病，多数预后良好，复发率 1%~2%。

2. 有 10%~20% 未经治疗的患儿发生冠状动脉损害。

3. 冠状动脉扩张或冠状动脉瘤大多于病后 2 年内自行消失。

4. 巨大冠状动脉瘤常发生狭窄，需心脏介入或外科手术治疗。

5. 无冠状动脉病变者出院后 1、3、6 个月及 1~2 年进行一次全面检查（体格检查、心电图、超声心动图等）。

6. 有冠状动脉病变者应长期密切随访，每 6~12 个月一次。

十、课后习题

1. 川崎病的冠状动脉损害最常发生于起病的第

A. 10 天内　B. 10~14 天　C. 14~28 天

D. 1~2 个月　E. 20~30 天

2. 以下哪项不是川崎病的临床表现

A. 血尿　B. 间质性肺炎　C. 无菌性脑膜炎

D. 关节炎或关节痛　E. 肝大、黄疸和腹泻

3. 下列哪项不是川崎病的常见症状

A. 眼结合膜充血，无脓性分泌物　B. 手足肿胀和脱皮

C. 口腔黏膜弥漫充血和草莓舌　D. 持续高热

E. 化脓性淋巴结炎

4. 2 岁男童，因发热 6 天、皮疹 3 天入院。发热为弛张热型，用“小儿泰诺林”有暂时效果。皮疹为全身性淡红色斑丘疹，患儿烦躁不安。1 个月前接触邻居家患“麻疹”小孩。8 个月时接种麻疹疫苗。体检：结合膜充血，唇和口腔黏膜鲜红、干裂，未见柯氏斑。左颈淋巴结 2 个，2 cm × 2 cm，质硬，压痛。心、肺无异常，肝、脾不大。四肢远端硬性肿胀。WBC 12×10^9/L，N 0.81，L 0.19。血培养：无细菌生长。

（1）该病例最可能的诊断是

A. 急性风湿热　B. 川崎病

C. 全身型幼年特发性关节炎　D. 不典型麻疹

E. 败血症

（2）为了解本病例的预后，应检测

A. 抗核抗体　B. 类风湿因子　C. 反应蛋白

D. 心脏超声　E. 全身 CT

（3）最理想的治疗方案是

A. 糖皮质激素

B. 静脉注射免疫球蛋白 + 阿司匹林

C. 静脉注射免疫球蛋白

D. 糖皮质激素 + 阿司匹林

E. 糖皮质激素 + 静脉注射免疫球蛋白

（4）若选择的最佳治疗方案无效，可再选用下列哪种方案治疗

A. 糖皮质激素

B. 糖皮质激素 + 甲氨蝶呤

C. 静脉注射免疫球蛋白 + 甲氨蝶呤

D. 静脉注射免疫球蛋白 + 环磷酰胺

E. 糖皮质激素 + 阿司匹林

（北京丰台医院　刘继凯　徐　芸）

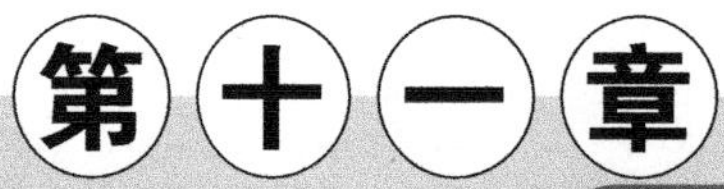

第十一章 感染性疾病与小儿结核病

第一节 感染性疾病

一、麻疹

【学习目标】

掌握麻疹的临床表现、诊断、鉴别诊断、治疗与预防。

【重点难点】

麻疹发热与皮疹的关系，皮疹的特点。

麻疹是由麻疹病毒引起的一种具有高度传染性的疾病。麻疹病毒为 RNA 病毒，属副黏病毒科，在外界生存力弱，不耐热，对紫外线和消毒剂敏感，经飞沫传播，在流通空气中或阳光下半小时即失去活力。

（一）临床表现

麻疹的临床表现见表 11-1-1。

表 11-1-1　麻疹的临床表现

麻疹分期	起病及持续时间	临床表现
潜伏期	6~21 天，平均 10 天左右	无
前驱期	从发热到出疹前，持续 3~4 天	上呼吸道感染、眼结合膜炎症所致的卡他症状，出现发热、咳嗽、流涕、流泪、眼结膜充血、畏光、咽痛、全身乏力等。病程 2~3 天，口腔出现麻疹黏膜斑（Koplik 斑），具有诊断价值
出疹期	发热 3~4 天后出疹，持续 1 周左右	皮疹由耳后、发际开始，逐渐波及前额、面部、颈部，自上而下至胸、腹、背及四肢，2~3 天遍及全身，最后达手掌和足底。为淡红色斑丘疹，压之褪色，疹间皮肤正常。患者体温持续升高，全身中毒症状加重
恢复期	出疹达高峰，持续 1~2 天后迅速好转	好转期体温逐渐下降，全身症状明显减轻，皮疹按出疹顺序依次消退，疹退后有色素沉着和细小脱屑，无并发症者病程共 10~14 天

麻疹黏膜斑（Koplik 斑）：开始见于下磨牙相对的颊黏膜上，直径 0.5~1 cm 的灰白色小点，周围有红晕。可累及整个颊黏膜及唇部黏膜。

麻疹样皮疹：淡红色斑丘疹，压之退色，疹间皮肤正常。

（二）诊断

1. 发病季节 多冬春季节发病。

2. 皮疹出现的时间及顺序 发热 3~4 天出现皮疹，自耳后、发际开始，前额、面部、颈部随后累及，自上而下至胸、腹、背及四肢，2~3 天遍及全身，最后达手掌心和足底。

3. 皮疹的特点 前驱期口腔两侧颊黏膜可见麻疹黏膜斑，皮肤呈淡红色斑丘疹，直径 2~5 mm，充血性皮疹，压之退色，疹间皮肤正常。

（三）鉴别诊断

麻疹应与猩红热、风疹、幼儿急诊相鉴别。

（四）治疗

1. 呼吸道隔离 减少外出及聚会，室内开窗通风。

2. 应急接种 对患儿密切接触者进行应急接种。

3. 抗病毒、对症治疗 清热解毒口服液、双黄连等抗病毒治疗。如合并肺炎则进行抗感染治疗（首选头孢菌素类）；并喉炎时除抗感染治疗外，可小剂量应用糖皮质激素缓解症状。

（五）预防

1. 管理传染源 对麻疹患者需要做到早诊断、早报告、早隔离、早治疗。无并发症患者隔离至出疹后 5 天，有肺炎并发症者应隔离到出疹后 10 天。

2. 切断传播途径 流行期间避免到公共场所或人多拥挤处，出入戴口罩，无并发症的患儿在家中隔离。

3. 保护易感人群 主动免疫，密切接触者注射麻疹疫苗。

二、水痘

【学习目标】

掌握水痘的临床表现、诊断、鉴别诊断、治疗与预防。

【重点难点】

水痘发热与皮疹的关系，皮疹的特点。

水痘是由水痘－带状疱疹病毒（疱疹病毒科，双链 DNA 病毒）引起的传染性极强的儿童期出疹性疾病，经飞沫或接触传播，感染后可获得持久免疫，冬春季节多发。

（一）临床表现

水痘的临床表现见表 11-1-2。

表 11-1-2 水痘的临床表现

水痘分期	起病及持续时间	临床表现
潜伏期	10~24 天，14~16 天多见	无
前驱期	1~2 天	畏寒、低热、头痛、乏力、咽痛、咳嗽、恶心、食欲减退等症状
出疹期	时间不定	皮疹多为向心性分布，躯干最多，其次为颜面，四肢远端较少，手掌及足底更少。皮疹形态多样，斑疹、丘疹、疱疹、结痂同时存在，俗称“四世同堂”

（二）诊断

1. 流行病学史 注意发病季节，询问流行病学史及预防接种史。

2. 症状 询问患者有无发热及最高体温，出现皮疹的时间及皮疹出现的顺序。

3. 体格检查 体温、脉搏、呼吸、血压，皮疹出现的顺序、分布的特点，是否出现斑疹、丘疹、疱疹及结痂的“四世同堂”表现，皮疹有无合并感染。

4. 实验室检查 化验血常规基本正常，如合并感染则可出现白细胞、中性粒细胞比例及 C 反应蛋白升高。

（三）鉴别诊断

水痘应与脓疱病、疱疹样皮炎相鉴别。

（四）治疗

1. 患者居家隔离 减少外出及聚会，防止疾病传播。

2. 药物治疗 进行抗病毒治疗，首选阿昔洛韦抗病毒治疗，如合并细菌感染可加用抗生素进行抗感染治疗（首选头孢菌素），外用炉甘石洗剂止痒进行对症治疗。

（五）预防

1. 隔离传染源 患者隔离至全部疱疹结痂。对密切接触者应医学观察 3 周。

2. 应急接种 对密切接触者注射水痘减毒活疫苗。

三、流行性腮腺炎

【学习目标】

掌握流行性腮腺炎的临床表现、诊断、鉴别诊断、治疗与预防。

【重点难点】

腮腺肿大特点。

流行性腮腺炎是由腮腺炎病毒引起的急性呼吸道传染病，以腮腺非化脓性炎症、腮腺区肿痛为临床特征，唾液腺和其他多种腺体组织及神经系统可受累。

（一）临床表现

1. 潜伏期　平均18天，前驱期短，有发热、乏力、食欲缺乏等，一般症状较轻。

2. 腮腺肿大和疼痛　特征是以耳垂为中心向前、向后、向下弥漫性肿大，边缘不清，表面发热但不红，触之有弹性。有疼痛及触痛，咀嚼时疼痛加重。3~5天肿大达高峰，1周左右消失。腮腺导管口红肿。

3. 发热

（二）诊断

根据流行病学史，腮腺弥漫性非化脓性肿痛，即可做出诊断。

（三）鉴别诊断

化脓性腮腺炎：腮腺周围或口腔内有化脓性病灶，腮腺腺体有波动感，按压时腮腺管口有脓液流出。血常规提示细菌感染。

（四）治疗

对症处理。

（五）预防

控制传染源，保护易感者，规范接种疫苗。

四、手足口病

【学习目标】

掌握手足口病的临床表现、诊断、鉴别诊断、治疗与预防。

【重点难点】

手足口病皮疹特点。

手足口病是由肠道病毒引起的急性发热出疹性疾病，主要表现为口腔和四肢末端的斑丘疹、疱疹，少数病例可出现无菌性脑膜炎、脑脊髓炎、神经性肺水肿或肺出血等重症表现。

（一）临床表现

1. 潜伏期　3~7天。

2. 症状

（1）普通病例：急性起病，发热伴皮疹，口腔黏膜出现疱疹，手、足、臀部出现斑丘疹、疱疹。疱疹周围可出现炎性红晕，疱内液体较少。部分病例伴有咳嗽、流涕、食欲缺乏等症状。大多数仅表现为皮疹或疱疹性咽峡炎。多数在1周内痊愈，预后良好。

（2）重症病例：少数病例病情进展迅速，在发病1~5天内出现肺水肿、脑膜炎、脑炎（以脑干脑炎最为凶险）、脑脊髓炎、循环障碍等症状，极少数病例病情危重，可致死亡。多见于3岁以下小儿。

神经系统表现：精神差、易惊、嗜睡、头痛、呕吐、谵妄甚至昏迷。肌阵挛、肢体抖动、抽搐。中枢性瘫痪或急性弛缓性瘫痪。查体脑膜刺激征阳性，腱反射减弱或消失。

呼吸系统表现：呼吸困难、呼吸浅促或节律改变，口唇发绀，咳嗽，咳白痰、粉红色或血性泡沫痰。肺部多可闻及湿啰音或痰鸣音。

循环系统表现：面色苍灰、四肢发凉、皮肤花纹，指（趾）端发绀，冷汗。心率变快或减慢，脉搏减弱甚至消失，血压升高或下降。肝大。

（二）诊断

1. 发病季节 夏秋季，儿童好发。

2. 症状 有发热，手、足、口腔、臀部出现皮疹。

3. 体格检查 手、足、口腔、臀部可见皮肤疱疹、丘疹。

（三）实验室检查

血白细胞升高、正常或降低。

（四）鉴别诊断

手足口病应与丘疹性荨麻疹、水痘、风疹相鉴别。

（五）治疗

1. 一般治疗 饮食清淡、易消化，禁食酸性食物。

2. 对症治疗 低热或中度发热，可让患儿多饮水，如体温超过38.5 ℃，可使用解热镇痛药，高热者给予头部冷敷或温水擦浴等物理降温。

3. 病原治疗 目前缺乏特异、高效的抗病毒药物，可酌情选用利巴韦林抗病毒治疗。

（六）预防

手足口病传播途径多（粪－口途径、呼吸道飞沫途径），婴幼儿和儿童普遍易感。因此，注意儿童个人、家庭和托幼机构的卫生是预防本病感染的关键。在本病流行期间，尽量不带婴幼儿和儿童到人群聚集、空气流通差的公共场所。

五、猩红热

【学习目标】

掌握猩红热的临床表现、诊断、鉴别诊断、治疗与预防。

【重点难点】

猩红热发热与皮疹的关系，皮疹的特点。

猩红热是由A组乙型溶血性链球菌引起的急性呼吸道传染病，主要表现为发热、咽痛、全身弥漫性充血性针尖样大小的丘疹和疹退后脱屑。

（一）临床表现

1. 潜伏期　一般2~3天，最短1天，最长7天。

2. 临床表现

（1）发热：多为持续性，体温高达39 ℃左右，伴有头痛、全身不适等全身中毒症状。

（2）咽峡炎：表现为咽痛、吞咽痛、局部充血并伴有脓性渗出液，颌下及颈部淋巴结呈非化脓性炎症改变。

（3）皮疹：发热后24小时内出现皮疹，始于耳后、颈部及上胸部，然后迅速蔓延至全身，弥漫充血性针尖大小的丘疹，压之退色，伴有痒感。可见帕氏线，口周苍白圈。病程初期出现"草莓舌"，2~3天后可见"杨梅舌"。在多数情况下，皮疹于48小时达高峰，然后按出疹顺序消退，2~3天内退尽，疹退后皮肤脱屑。手、足掌、指（趾）处呈套状，而面部、躯干常为糠屑状。

（二）诊断

1. 发病季节及年龄　冬春季节，儿童好发。

2. 症状　有发热、咽痛等感染的一般表现，发热第2天出现皮疹。皮疹自耳后、颈部开始，逐渐蔓延全身。

3. 体格检查　查体可见咽红，扁桃体肿大，早期出现草莓舌，2~3天后为杨梅舌，可见口周苍白圈，帕氏线，弥漫性充血性皮疹，压之退色。

4. 实验室检查

（1）血常规：白细胞总数、中性粒细胞升高。

（2）病原学检查：可用咽拭子或其他病灶的分泌物培养溶血性链球菌。

（三）鉴别诊断

猩红热应与麻疹、风疹、药疹、金黄色葡萄球菌感染相鉴别。

（四）治疗

1. 一般治疗　急性期卧床休息，呼吸道隔离。

2. 病原治疗　首选青霉素。

3. 对症支持治疗　若发生感染中毒性休克，要积极补充血容量，纠正酸中毒，给血管活性药等。对已化脓的病灶，必要时给予切开引流或手术治疗。

（五）预防

1. 隔离传染源　住院或居家隔离至咽拭子培养3次阴性，且无化脓性并发症出现（自治疗日起不少于7天）。

2. 接触者的处理 儿童机构出现猩红热患者后，应严密观察接触者 7 天。疾病流行期间，儿童应避免到公共场所活动。

六、幼儿急疹

【教学目标】

熟悉幼儿急疹的临床表现、诊断、鉴别诊断、治疗。

【重点难点】

幼儿急疹发热与皮疹的关系，皮疹的特点。

幼儿急疹是由人类疱疹病毒 6、7 型引起的急性出疹性疾病，特点是突发高热，高热持续 3~5 天后骤然消退，随之出现皮疹。

（一）临床表现

感染发病多在 2 岁以内，尤以 1 岁以内最多。

1. 发热 潜伏期 1~2 周，平均 10 天。多无前驱症状而突然发生高热，体温 39~40 ℃以上，患儿除了有食欲欠佳外，一般情况无明显改变。

2. 出疹 发热 3~5 天后，热度突然下降，在 24 小时内体温降至正常，热退同时或稍后出疹，皮疹为红色斑丘疹，散在，直径 2~5 mm 不等，压之退色，很少融合。皮疹通常发生于面颈部及躯干。持续 2~4 天后消退，疹退后不留任何痕迹，没有脱屑和色素沉着。

3. 其他症状和体征 包括眼睑水肿、前囟隆起、流涕、腹泻、食欲减退、惊厥等。部分患儿颈部淋巴结肿大。

（二）诊断

1. 2 岁以下的婴幼儿突然高热，无其他系统症状，患儿一般情况较好，咽部轻度充血，颈部及枕部淋巴结轻度肿大，热退出疹，应该诊断此病。

2. 血常规在发病的第 1~2 天，白细胞计数可增高，但出疹后则明显减少，以淋巴细胞计数增高为主。

（三）鉴别诊断

本病需要与肺炎链球菌脓毒血症及麻疹、风疹等出诊性疾病和川崎病等进行鉴别。

小儿常见出疹性疾病的鉴别诊断见表 11–1–3。

（四）治疗

本病一般不需要特殊治疗，主要是对症处理，加强护理，包括给予适量水分和营养丰富、易消化饮食，退热、镇静、止惊等。但对免疫缺陷的婴幼儿或者严重的病例，则需抗病毒治疗，可应用更昔洛韦。

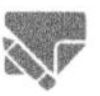

表 11-1-3　小儿常见出疹性疾病的鉴别诊断

诊断要点	麻疹	水痘	幼儿急疹	猩红热	手足口病	风疹
病原体	麻疹病毒	水痘－带状疱疹病毒	人疱疹病毒 6、7 型	乙型溶血性链球菌	肠道病毒：多为柯萨奇病毒 A 组 16 型，肠道病毒 71 型	风疹病毒
全身症状及其他特征	发热、咳嗽、畏光、流泪、眼结膜充血、鼻卡他、Koplik 斑	发热、食欲减退	一般情况好，高热时可有惊厥，耳后枕部淋巴结亦可肿大，常伴有轻度腹泻	发热、咽痛、头痛、呕吐、杨梅舌、口周苍白圈、颈部淋巴结肿大	发热、肺水肿、脑膜炎、脑炎、循环障碍	全身症状轻，耳后、枕部淋巴结肿大并触痛
皮疹特点	红色斑丘疹，自头面部→颈部→躯干→四肢，退疹后有色素沉着及细小脱屑	皮疹首先见于躯干部和头部，以后延及面部及四肢，多为向心性分布，躯干最多，其次为颜面，四肢远端较少，手掌及足底更少。皮疹形态多样，红斑疹、丘疹、疱疹、结痂，俗称“四世同堂”	红色细小密集斑丘疹，头面颈及躯干部多见，四肢较少。皮疹 2 天后开始消退。疹退后不留任何痕迹，没有脱屑和色素沉着	皮肤弥漫性充血，上有密集针尖大小丘疹，全身皮肤均可受累，疹退后伴脱屑	口腔黏膜出现疱疹，手、足、臀部出现斑丘疹、疱疹。疱疹周围可出现炎性红晕，疱内液体较少	面颈部→躯干→四肢，斑丘疹，疹间有正常皮肤，退疹后无色素沉着及脱屑
发热与皮疹的关系	发热 3~4 天后出疹，出疹期为发热的高峰期	发热 1~2 天出疹	高热 3~5 天，热退疹出	发热 1~2 天出疹，出疹时高热	发热时或热退后出疹	症状出现后 1~2 天出疹

七、课后习题

1. 多见于2岁以内婴幼儿，骤发高热，上呼吸道症状轻微，患儿精神好，高热持续3~5天骤退，热退时或退后出疹，无色素沉着，亦不脱屑，是下列哪项疾病的临床特点？

A. 麻疹　　B. 风疹　　C. 幼儿急疹
D. 猩红热　　E. 出血热

2. 前驱期发热，咽痛，起病1~2天内出疹，皮疹为针头大小，红色斑点状疹或粟粒疹，疹间皮肤充血，皮肤弥漫性潮红，压之退色，退疹时脱屑脱皮，白细胞总数及中性粒细胞明显升高，是下列哪项疾病的临床特点？

A. 麻疹　　B. 风疹　　C. 幼儿急疹
D. 猩红热　　E. 水痘

3. 典型麻疹的出疹先后顺序是

A. 先见于耳后，到发根、颜面、躯干和四肢，最后到手足心
B. 先见于颜面、躯干和四肢，到耳后、发根，最后到手足心
C. 先见于耳后，到手足心，最后到发根、颜面、躯干和四肢
D. 先见于手足心、颜面、躯干和四肢，最后到耳后，到发根
E. 先见于躯干和四肢，颜面、手足心，最后到耳后，到发根

第二节　小儿结核病、原发性肺结核、结核性脑膜炎

一、小儿结核病

【教学目标】

掌握小儿结核病的诊断、治疗。

【重点难点】

小儿结核病的皮肤试验、治疗。

结核病（tuberculosis）是由结核分枝杆菌引起的慢性传染病，全身各个器官都可累及，但以肺结核最为多见。小儿结核病主要表现为低热和结核中毒症状，呼吸系统症状多不明显。

（一）诊断

早期诊断，必须全面掌握病史、接触史、临床表现、实验室检查、X线检查和结核菌素试验等资料，进行具体分析。

1. 病史　除现病史、既往史和卡介苗接种史外，应特别注意家族病史，肯

定的结核病接触史，也应注意发病前急性传染病史，特别是麻疹、百日咳等常为导致结核发病的诱因。此外需询问既往有无结核过敏表现，如结节性红斑、疱疹性结膜炎和结核菌素阳性反应等。

2. 临床症状　儿童患者主要表现为低热和结核中毒症状，呼吸系统症状多不明显，如出现咳嗽、多痰、咯血或呼吸困难等，多为病情已经严重的表现。

3. 体格检查　肺部体征不明显，与肺内病变不成比例，浅表淋巴结轻度或中度肿大，肝、脾可轻度增大。此外应注意有无高度过敏表现，如结节性红斑、疱疹性结膜炎和瘰疬性面容等。

4. X线检查　X线检查能提示结核病的范围、性质、类型和病灶活动或进展情况，重复检查有助于结核与非结核疾患的鉴别，也可以作为治疗过程中疗效的判断指标。

5. 结核菌素皮肤试验　被结核分枝杆菌感染后4~8周，身体对于结核蛋白产生免疫反应，此时如果做结核菌素试验（结核菌纯蛋白衍生物PPD），局部可发生反应，表示受试者已被结核分枝杆菌感染。

判断方法：我国规定以72小时为观察反应时间，48~96小时内皆可测量反应，记录方法是将测得的硬结以横径毫米数 × 纵径毫米数表示，如有水疱、硬结、坏死和淋巴结炎，应做记录。

阴性反应：无硬结或硬结平均直径 <5 mm者。

阳性反应：硬结平均直径在5 mm或5 mm以上者为阳性，5~9 mm为一般阳性，10~19 mm为中度阳性，20 mm以上，局部有水疱、出血、坏死者均为强阳性。

（二）治疗

1. 对症治疗　注意合理的营养和休息，选择富含蛋白质和维生素的食物，其中以维生素A及C尤为重要，患儿应居住在空气流通、阳光充足的室内。

2. 抗结核治疗

（1）治疗目的：①杀灭病灶中的结核分枝杆菌；②防止血行播散。

（2）治疗原则：①早期治疗；②适宜剂量；③联合用药；④规律用药；⑤坚持全程；⑥分段治疗。

（3）目前常用的抗结核药物：①杀菌药物，包括全杀菌药（如异烟肼和利福平）和半杀菌药（如链霉素和吡嗪酰胺）。②抑菌药物，常用药有乙胺丁醇及乙硫异烟胺。

（4）抗结核治疗方案：①标准疗法，一般用于无明显自觉症状的原发型肺结核。②两阶段疗法，用于活动性原发型肺结核、急性粟粒性肺结核病及结核性脑膜炎。

二、原发性肺结核

【教学目标】

熟悉原发性肺结核的临床表现、诊断、鉴别诊断、治疗。

【重点难点】

原发性肺结核的诊断与治疗。

原发性肺结核是结核分枝杆菌初次侵入肺部后发生的原发感染，是小儿肺结核的主要类型，占儿童各型肺结核总数的85%。原发性肺结核包括原发复合征和支气管淋巴结结核。

原发复合征由肺原发病灶、局部淋巴结病变和二者相连的淋巴管炎组成；支气管淋巴结结核以胸腔内肿大的淋巴结为主，而肺部原发病灶或因其范围较小，或被纵隔影掩盖，X线检查无法查出，或原发病灶已经被吸收，仅遗留局部肿大的淋巴结。此两者并为一型，即原发性肺结核。

（一）临床表现

1. 症状 起病轻重不一，轻者可无症状或有轻度的结核中毒症状，如低热、轻咳、食欲缺乏、消瘦、盗汗、疲乏等，也有呈急性发病，有高热、咳嗽，似流行性感冒、肺炎，或出现皮肤黏膜过敏表现。在年幼儿，肿大的淋巴结压迫气管，可出现压迫症状，压迫喉返神经引起声音嘶哑，压迫气管交叉处可出现百日咳样咳嗽。若支气管受压可出现不全性梗阻或完全性梗阻，引起局部肺气肿或含气不良，甚至肺不张。压迫静脉可致胸部表面一侧或双侧的静脉网有怒张。当肿大的淋巴结压迫、侵犯气管引起淋巴气管瘘时也可出现刺激性咳嗽。

2. 体格检查 淋巴结肿大不明显时可无特殊体征，当淋巴结肿大明显压迫气管时，可有气短、缺氧表现；原发病灶较大时，叩诊浊音，呼吸音低或有少许干湿啰音。

（二）诊断

1. 有密切的结核病接触史，有临床症状。

2. X线表现为肺部有大片病变而体征不明显，也就是体征与X线表现不一，此为本病的特点。

3. PPD试验呈较强阳性。

4. 痰或胃液找到或培养出结核分枝杆菌，有助诊断。

5. 纤维气管镜检查或淋巴结活检有助确诊。

（三）鉴别诊断

本病应与上呼吸道感染、流行性感冒、气管炎、伤寒、风湿热等相鉴别，在做X线检查后浸润型气管淋巴结结核应与气管支气管周围炎及各种肺炎相鉴别，肿瘤型气管淋巴结结核应与肺、气管、支气管肿瘤和支气管囊肿、肠源性囊肿、畸胎瘤、肺错构瘤、霍奇金病、淋巴肉瘤等相鉴别。

（四）治疗

主要是抗结核治疗，用药原则是：①早期治疗；②适宜剂量；③联合用药；④规律用药；⑤坚持全程；⑥分段治疗。

1. 无明显症状的原发性肺结核　异烟肼（INH）、利福平（RFP）和（或）乙胺丁醇（EMB），疗程6~12个月。

2. 活动性原发性肺结核　异烟肼（INH）、利福平（RFP）、吡嗪酰胺（PZA）或链霉素（SM）联用，2~3个月后，异烟肼（INH）、利福平（RFP）或乙胺丁醇（EMB）巩固维持治疗4个月。

三、结核性脑膜炎

【教学目标】

熟悉结核性脑膜炎的临床表现、诊断、鉴别诊断、治疗。

【重点难点】

结核性脑膜炎的诊断及治疗。

结核性脑膜炎是重症结核病，是结核分枝杆菌经血液循环侵入脑内，或经其他途径播散至脑内而引起的中枢神经系统结核病。本病最常侵犯的是脑膜，同时亦可侵犯脑实质、脑动脉、脑神经和脊髓等，因此临床常见四种类型：①脑膜炎型；②脑结核球型；③脑脊髓型；④混合型。

（一）临床表现

结核性脑膜炎的临床表现见表11-2-1。

表11-2-1　结核性脑膜炎的临床表现

分期	临床表现
早期（前驱期）	起病多缓慢，多数患者表现间断头痛，可忍受。伴有不规则低热（体温37~38 ℃）、盗汗等。此期可持续1个月左右
中期（脑膜刺激期）	头痛加剧，伴呕吐，但无恶心，重者为喷射状呕吐。同时体温明显升高，可达38.5 ℃以上，热退时仍头痛。出现病理反射，脑神经障碍症状，最常见动眼神经障碍、复视、瞳孔散大等，甚至失明。此期一般持续2周不等

续表

分期	临床表现
晚期（昏迷期）	患者出现意识障碍，从嗜睡发展到昏迷。生理反射消失或形成脑疝，终至死亡。部分患者可发生肢体瘫痪，根据病变侵犯中枢神经系统部位的不同，可出现单侧肢体瘫痪或截瘫，尿、便失禁，癫痫发作等
慢性期	病情迁延不愈，持续高颅压，头痛、发热或伴随长期的癫痫，尿、便失禁等
其他	个别患者无上述分期表现，可仅以癫痫发作、单瘫或斜视或嗅觉异常等脑内局限性结核病灶表现为主

（二）诊断

1. 病史 询问患者结核病接触史及卡介苗接种史，有无其他脏器结核病史。注意询问患者的既往抗结核治疗史。

2. 症状

（1）早期：2~3 周或更长时间。常有间断头痛及低热，逐渐发展为嗜睡、表情淡漠，出现不明原因呕吐。

（2）中期：头痛及呕吐加剧，体温升高，可达 38.5 ℃以上，畏光。可有抽搐及惊厥，脑神经受损症状，颅内压很高时，脉搏可变慢。

（3）晚期：症状加重，肌肉松弛，反射消失，可出现肢体的瘫痪，进入昏迷状态。体温呈持续高热，尿、便失禁，终至死亡。

3. 体征 体温 38~40 ℃，由于病变部位的不同，可伴有失明或眼部神经麻痹、眼睑下垂、复视等。膝腱、跟腱反射可减弱，重者消失。绝大多数患者有颈强直，Kernig 征、Brudzinski 征及双下肢病理反射（如 Babinski 征、Gorden 征、Oppenheim 征、髌阵挛、踝阵挛等）可阳性。

（三）鉴别诊断

本病应与化脓性脑膜炎、病毒性脑膜炎、新型隐球菌性脑膜炎、脑脓肿、脑肿瘤相鉴别。

（四）治疗

本病采取综合治疗方法。

1. 一般治疗

（1）护理：根据病情，应卧床休息，预防压疮。

（2）支持疗法：给予高营养、易消化饮食，纠正水、电解质失衡和代谢紊乱等。每日输液量不宜过多，出入量保持基本平衡。

（3）对症治疗：高颅内压者给予 20% 甘露醇，每 6 或 8 小时快速静脉滴注，必要时可配合使用甘油果糖降颅内压治疗。

2. 全身抗结核治疗

（1）标准化疗方案：用 INH+RFP+SM 3 个月后用 INH+RFP 9 个月，再用 INH 6 个月。

（2）短程化疗方案：用 INH+RFP+PZA+SM 3 个月后用 INH+RFP 9 个月。

3. 鞘内注药

（1）指征：①顽固性高颅压者；②脑脊液蛋白定量明显增高者；③脑脊髓膜炎，有早期椎管梗死者；④重病例，伴昏迷者；⑤肝功能异常，致使部分抗结核药物停用者；⑥慢性、复发或有耐药者。

（2）药物及疗程：一般椎管注入异烟肼加地塞米松混合鞘内缓慢注入，每周 2~3 次。总疗程根据患者病情，好转后逐渐减少每周给药次数，直至减完。

4. 脑积水治疗

（1）侧脑室穿刺置管引流术：颅压很高时，早期可行侧脑室穿刺置管引流术。

（2）侧脑室分流术：慢性脑积水经长期治疗无效者，可考虑行侧脑室分流术。

四、课后习题

1. 单选题

（1）关于原发性肺结核的描述正确的是

A. 经常咳嗽、咯血

B. 常有典型的临床表现

C. 不易发生血行播散

D. 播散后可导致严重后果

E. 原发性肺结核大多预后不良

（2）儿童结核性脑膜炎早期表现是

A. 性情、性格改变　　B. 脑膜刺激征

C. 昏迷　　D. 抽搐

E. 脑神经损害

2. 病例分析

1 岁 8 个月患儿，午后低热、盗汗，持续咳嗽 20 余日，日渐加重伴嗜睡，抽搐 2 次，体重较前减轻。脑脊液检查结果：外观微浑浊，细胞数 312×10^6/L，多核细胞 23%，单核细胞 77%。蛋白质 0.92 g/L，氯化物 92 mmol/L，糖 1.8 mmol/L。

问题：（1）根据病史及脑脊液检查结果，该患儿最可能的诊断是什么？

（2）主要治疗方案是什么？

（北京市密云区医院　韩天艳）

课后习题参考答案

第二章　营养性疾病

第一节　蛋白质－热能营养不良

1. 蛋白质－热能营养不良的好发年龄是多少？

答：蛋白质－热能营养不良的好发年龄是 3 岁以下婴幼儿。

2. 营养不良的最初症状都有哪些？

答：营养不良的早期表现是活动减少，精神较差，体重生长速度不增。

3. 营养不良患儿皮下脂肪消失的顺序是什么？

答：营养不良患儿皮下脂肪逐渐减少或消失的顺序：腹部→躯干→臀部→四肢→面颊。

第二节　单纯性肥胖

1. 病例分析

请问：患儿属于单纯性肥胖吗？他的治疗方案如何制订？

答：患儿的 BMI= 体重（kg）/ 身高 ^{2}（m^2）$=70/1.5^2=31$，对照儿童青少年 BMI 标准，属于超重，根据肥胖表提示患儿肥胖诊断明确，需继续完善遗传代谢及内分泌相关检查，除外相关疾病。

治疗方案：减少产能性食物的摄入，增加机体对热能的消耗，使体内脂肪不断减少，体重逐渐下降。饮食疗法和运动疗法是两项最主要的措施。

（1）饮食疗法

1）低脂肪、低糖类和高蛋白、高微量营养素、适量纤维素食谱。

2）建立良好的饮食习惯：如避免不吃早餐或晚餐过饱，不吃夜宵，不吃零食。

3）父母、兄弟姐妹及同伴建立平衡膳食、健康饮食习惯，多尝试新食物。

（2）运动疗法

1）适当的运动量，使脂肪分解，胰岛素分泌减少，脂肪合成减少，加强蛋白质合成，促进肌肉发育。

2）鼓励和选择患儿喜欢和易于坚持的有效运动，如晨间跑步、散步、做操等。

3）每天坚持运动至少 30 分钟，活动量以运动后轻松愉快、不感到疲劳为原则。

4）提倡饭后参与家务劳动和散步，运动要循序渐进，不要求之过急。避免活动过度。

（3）药物治疗：儿童青少年不建议药物减肥。

2. 简答题

儿童肥胖可以引起哪些疾病？需要监测什么指标？

答：（1）儿童肥胖可以引起以下改变：①低体温倾向；②脂类代谢异常：动脉硬化、冠心病、高血压、胆石症等；③蛋白质代谢异常：痛风症；④内分泌变化。

（2）需要监测的指标：①能量代谢水平；②三酰甘油，胆固醇，极低密度脂蛋白，游离脂肪酸，高密度脂蛋白；③血尿酸水平；④甲状腺功能，生长激素水平，甲状旁腺功能，25-(OH)D_3，性激素水平，胰岛素水平，糖皮质激素水平等。

第三节　营养性维生素D缺乏性佝偻病

1. 维生素D缺乏性佝偻病活动期骨骼改变表现如何？相应什么年龄出现？

答：维生素D缺乏性佝偻病活动期骨骼改变表现为：6月龄以内婴儿的佝偻病以颅骨改变为主，如颅骨软化（乒乓球样感觉）；6月龄以后出现“手镯”、“脚镯”、肋骨串珠、骨盆扁平；7~9月时，主要表现是方颅；1岁以后出现O形腿或X形腿，肋膈沟、鸡胸、漏斗胸，脊柱侧弯或后弯，前囟增大及闭合延迟，出牙迟。

2. 维生素D缺乏性佝偻病治疗原则是什么？应如何预防？

答：佝偻病治疗原则为控制活动期，防止骨骼畸形。治疗以口服药物为主。

预防佝偻病的关键：确保儿童每日获得维生素D 400 IU是治疗和预防本病的关键。从以下三方面进行预防。①围生期：孕母应多户外活动；食用富含钙、磷、维生素D及其他营养素的食物；妊娠后期适量补充维生素D（800 IU/d）。②早产儿、低出生体重儿、双胎儿生后1周开始补充维生素D 800 IU/d，3个月后改预防量维生素D 400 IU/d；足月儿生后2周开始补充维生素D 400 IU/d。均补充至2岁。③一般可不加服钙剂，但乳类摄入不足和营养欠佳时可适当补充营养素和钙剂。

第四节　维生素D缺乏性手足搐搦症

1. 维生素D缺乏性手足搐搦症的主要临床表现有哪些？

答：主要临床表现有惊厥、喉痉挛和手足抽搦，并伴有活动期佝偻病表现。

2. 试述维生素D缺乏性手足搐搦症的诊断依据。

答：（1）有佝偻病表现。

（2）无热惊厥，常反复发作，发作后神志清楚，活动如常。

（3）无神经系统体征。

（4）血清总钙 <1.75 mmol/L 或游离钙 <1.0 mmol/L。

3. 需要与维生素 D 缺乏性手足搐搦症无热惊厥相鉴别的常见疾病有哪些？

（1）低血糖症：好发于清晨空腹、进食不足、腹泻病，重症惊厥后昏迷。血糖 <2.2 mmol/L。治疗：口服或静脉注射葡萄糖溶液。

（2）低镁血症：常见于新生儿或婴幼儿，伴触觉、听觉过敏，肌肉颤动，甚至惊厥，血镁 <0.58 mmol/L（1.4 mg/dl）。

（3）婴儿痉挛症：1 岁以内，突然发作，头、躯干、上肢均屈曲，手握拳，下肢弯曲到腹部，点头弯腰状抽搐，伴意识障碍，持续数秒至数十秒，智能异常，是一种癫痫表现，脑电图有特征性的高幅异常节律波。

（4）原发性甲状旁腺功能减退症：间歇性惊厥，或手足搐搦几天或数周发作 1 次。血磷 >3.2 mmol/L（10 mg/dl），血清总钙 1.75 mmol/L（7 mg/dl），碱性磷酸酶正常或稍低，颅骨 X 线可见基底核钙化灶。

第三章 新生儿疾病

第一节 新生儿总论

1. 新生儿分类方法有哪些？

答：（1）按出生胎龄分类

<37 周——早产儿；

37~41^{+6} 周——足月儿；

≥42 周——过期产儿。

（2）按出生体重分类

≥4 000 g——巨大儿；

2 500~3 999 g——正常体重儿；

<2 500 g——低出生体重儿；

<1 500 g——极低出生体重儿；

<1 000 g——超低出生体重儿。

（3）按体重与胎龄关系分类

小于胎龄儿；

大于胎龄儿。

（4）按生后周龄分类

早期新生儿：指出生后 1 周，围生期以内的新生儿。

晚期新生儿：指出生后 2~4 周的婴儿。

2. 足月儿、早产儿、过期产儿、小于胎龄儿、巨大儿定义分别是什么？

答：（1）足月儿：指足月新生儿，即胎龄满 37~42 周出生的活产新生儿。

（2）早产儿：指胎龄在 37 周以前出生的活产婴儿。

（3）过期产儿：指妊娠期超过42周出生的新生儿。

（4）小于胎龄儿：又称宫内生长迟缓儿或小样儿，是指出生体重低于同胎龄儿平均出生体重的第10百分位数，或低于同胎龄平均体重的2个标准差的新生儿。

（5）巨大儿：出生体重大于4 000 g的婴儿。

3. 足月儿、早产儿的外观特点有哪些区别？

部位	早产儿	足月儿
皮肤	绛红、水肿和毳毛多	红润、皮下脂肪丰满和毳毛少
头部	头更大（占全身比例1/3）、 头发细而乱	头大（占全身比例1/4）、 头发分条清楚
耳郭	软、缺乏软骨、耳舟不清楚	软骨发育好、耳舟成形、直挺
指、趾甲	未达指、趾端	达到或超过指、趾端
足底纹理	足底纹理少	足纹遍及整个足底
乳腺	无结节或者结节 <4 mm	结节 >4 mm，平均7 mm
外生殖器	男婴睾丸未降或未全降； 女婴大阴唇不能遮盖小阴唇	男婴睾丸已将至阴囊； 女婴大阴唇遮盖小阴唇

第二节　新生儿黄疸

一、简答题：

1. 生理性黄疸与病理性黄疸的鉴别诊断是什么？

生理性黄疸：满足下列全部情况	病理性黄疸：满足下列任一情况
生后2~5天出现	生后 <24小时出现
14天内消失（早产儿可3~4周内消失）	持续时间长（足月儿 >2周，早产儿 >4周）
总胆红素85~205 μmol/L（5~12 mg/dl）	总胆红素 >205 μmol/L（12 mg/dl）
一般情况良好	黄疸退而复现
	血清结合胆红素 >34 μmol/L（2 mg/dl）

2. 病理性黄疸的特点及临床表现有哪些？

答：病理性黄疸有四个主要特点。①出现早：生后24小时内出现；②程度重：足月儿 >12.9 mg/dl，早产儿 >15 mg/dl；③进展快：血清胆红素每天上升 >5 mg/dl；④持续时间长，或退而复现。其临床表现如下。

（1）黄疸程度：除面部、躯干外，还可累及四肢及手、足心均黄染。

（2）黄疸颜色：未结合胆红素升高为主，呈橘黄或金黄色；结合胆红素升高为主，呈暗绿色或阴黄。

（3）伴随表现：溶血性黄疸多伴有贫血、肝大、脾大、出血点、水肿、心力衰竭。感染性黄疸多伴发热、感染中毒症状及体征。梗阻性黄疸多伴肝大，大便色发白，尿色黄。

（4）全身症状：重症黄疸时可发生，表现反应差、精神萎靡、厌食。肌张力低，继而易激惹、高声尖叫、呼吸困难、惊厥或角弓反张、肌张力增高等。

3. 病理性黄疸的治疗方法有哪些？

答：（1）找出黄疸原因，给予相应治疗，如积极抗感染、充足喂养等。

（2）光疗。

（3）药物治疗，如静脉注射免疫球蛋白、白蛋白等。

（4）符合换血指征者，积极换血治疗。

第三节　新生儿呼吸系统疾病

一、新生儿呼吸窘迫综合征

1. 新生儿呼吸窘迫综合征的病因有哪些？

答：新生儿呼吸窘迫综合征主要是由于缺乏肺泡表面活性物质所引起，导致肺泡进行性萎陷。多见于早产儿或宫内感染患儿，也可见于先天性肺泡表面活性物质缺乏或功能异常患儿。

2. 新生儿呼吸窘迫综合征的胸片常见表现有哪些？

答：①毛玻璃样改变，双肺野透亮度下降，内有细小颗粒和网状阴影，见于初期或轻型病例。②支气管充气征，中、晚期或较重病例多见。③“白肺”样改变，全肺不透光，见于严重病例。

3. 新生儿呼吸窘迫综合征的治疗方式有哪些？

答：（1）一般治疗

1）保温：保持皮肤温度在 36.5 ℃。

2）监测：体温、呼吸、心率、血压和血气。

3）保证液体和营养供应。

4）纠正酸中毒。

5）关闭动脉导管。

6）应用抗生素。

（2）氧疗和辅助通气

1）吸氧：根据发绀程度选用鼻导管、面罩或头罩吸氧。

2）持续呼吸道正压呼吸（CPAP）及机械通气。

（3）PS 替代疗法，可明显降低 RDS 病死率，同时可改善肺顺应性和通换气功能，降低呼吸机参数。PS 目前已常规用于预防或治疗 RDS。

二、新生儿肺炎

1. 新生儿肺炎的分类有哪些？

答：新生儿肺炎分为感染性肺炎和非感染性肺炎。

2. 新生儿感染性肺炎的临床表现及治疗方法有哪些?

（1）临床表现：①症状有气急、呼吸费力、发绀、吐沫、呻吟等；②体征为吸气三凹征，肺部听诊可有呼吸音粗糙、减低或可闻及湿啰音，合并心力衰竭时心率增快、心音低钝、肝大等；③实验室检查，血气分析多为呼吸性酸中毒或呼吸衰竭。

（2）治疗方法

1）加强护理及重症监护。

2）供氧及加强呼吸道管理。

3）胸部物理治疗，如体位引流，叩击或震动。

4）抗病原体治疗。

5）供给足够的营养及液体。

6）对症治疗，如脓气胸等对症治疗。

3. 新生儿吸入综合征的鉴别诊断有哪些?

鉴别要点	AFAS	MAS	mAS
病因	窒息（轻）	窒息（重）	喂养不当
发病时间	较早	较早	较迟
临床表现	较轻	进行性加重	可轻可重
肺部体征	不明显	明显	多不明显
肺部 X 线检查	细颗粒影	粗颗粒影、气肿	斑片状影
血气分析	轻度改变	Ⅱ型呼吸衰竭	可轻可重

三、胎粪吸入综合征

1. 胎粪吸入综合征的病因及病理生理有哪些?

答:（1）胎粪的排出和吸入：胎儿在宫内或分娩过程中出现缺氧，其肠系膜血管痉挛，使肠蠕动增加和肛门括约肌松弛而排出胎粪。同时缺氧使胎儿出现喘息性呼吸，将混有胎粪的羊水吸入气管和肺内，生后初始的呼吸更进一步加重胎粪的阻塞作用。

（2）不均匀气道阻塞：MAS 患儿初期肺组织形态学的主要改变是肺不张、肺气肿及正常肺泡同时存在。

（3）化学性炎症，多发生在生后 12~24 小时，胎粪（主要是其中的胆盐）可刺激局部支气管和肺泡上皮引起化学性炎症，导致弥散和通气功能障碍，从而加重低氧血症和高碳酸血症。

（4）肺动脉高压：即新生儿持续肺动脉高压（PPHN）。重症病例由于严重缺氧和混合性酸中毒，导致肺血管痉挛或肺血管肌层增生（长期低氧血症），使肺血管阻力增高，右心压力增加，使血液通过尚未解剖关闭的卵圆孔和动脉导管，在心脏水平发生右向左分流，进一步加重低氧血症和混合性酸中毒，形成恶性循环。

此外，重症病例由于低氧血症和混合性酸中毒，多合并脑、心、肾等其他脏器损害。

2. 胎粪吸入综合征的临床表现有哪些？

答：（1）吸入混有胎粪的羊水——诊断的必备条件

1）分娩时可见羊水混有胎粪。

2）患儿皮肤、头发、脐带、指（趾）甲等被胎粪污染。

3）鼻腔吸引物中含有胎粪。

4）气管插管可见：声门或气管内吸引物有胎粪。

（2）呼吸系统表现

1）视诊：胸廓前后径增加（桶状胸）。

2）听诊：双肺鼾音或粗湿啰音，之后中细啰音。

3）气胸发生时：呼吸困难、青紫突然加重，呼吸音明显减弱。

（3）肺动脉高压——约 1/3MAS 可并发

1）主要表现：持续而严重的青紫，当 FiO_2>0.6，发绀仍不能缓解；哭闹、纳奶或躁动时发绀加重；发绀程度与肺部体征不平行（发绀重，体征轻）。

2）部分患儿在胸骨左缘第 2 肋间可闻及收缩期杂音。

3）严重者可出现休克和心力衰竭。

3. 肺动脉高压的治疗方法有哪些？

答：（1）病因治疗。

（2）碱化血液：应用快频率（>60 次 / 分）机械通气，维持 pH 7.45~7.55，$PaCO_2$ 30~35 mmHg（4.0~4.7 kPa），PaO_2 80~100 mmHg（10.6~13.3 kPa）或 $TcSO_2$ 90~95%，增高血 pH 可降低肺动脉压力，是临床经典而有效的治疗方法。静脉应用碳酸氢钠对降低肺动脉压可能有一定疗效。

（3）血管扩张剂：静脉注射妥拉苏林虽能降低肺动脉压，但同时也引起体循环压相应或更严重降低，其压力差较前无明显改变甚或加大，有可能增加右向左分流，故目前临床已很少应用。

（4）一氧化氮吸入（iNO）：由于 iNO 的局部作用，使肺动脉压力下降，而动脉血压不受影响，近年来的临床试验表明，对部分病例有较好疗效。此外，在肺动脉高压的治疗中高频振荡通气及体外膜氧合（ECMO）也取得较好疗效。

第四节　新生儿窒息

1. 新生儿窒息的临床表现有哪些？

（1）胎儿娩出后，面部与全身皮肤青紫色或皮肤苍白，口唇暗紫。

（2）呼吸浅表，不规律或无呼吸或仅有喘息样微弱呼吸。

（3）心搏节律规则，心率 80~120 次 / 分；或节律不规则，心率 <80 次 / 分。

（4）对外界刺激有反应，肌张力好；或对外界刺激无反应，肌张力弱。

（5）喉反射存在或消失。

2. 新生儿窒息复苏面罩气囊加压给氧的指征是什么？常用的复苏药物有哪些？

（1）面罩气囊加压给氧指征：①呼吸暂停或喘息样呼吸；②心率 <100 次 / 分。

（2）复苏药物：1∶10 000 的肾上腺素，生理盐水。

3. 病例分析

该患儿 Apgar 评分是多少？下一步拟如何复苏？

答：Apgar 评分 1 分钟 7 分（呼吸、肤色、肌张力各减 1 分），下一步行面罩气囊加压给氧。

第五节　新生儿缺氧缺血性脑病

1. 新生儿缺氧缺血性脑病的临床表现有哪些？

答：①意识障碍；②肌张力低下；③原始反射改变；④惊厥：常发生在出生 24 小时内；⑤脑水肿、颅内高压：在 24~72 小时内最明显。

2. 新生儿缺氧缺血性脑病主要的诊断依据有哪些？

答：HIE 的诊断依据：若同时具备如下 4 项者可确诊；第 4 项暂时不能确定者，可作为拟诊。本诊断标准仅适用于足月儿。

（1）有明确的可导致胎儿宫内窒息的异常产科病史，以及严重的胎儿宫内窘迫的表现——胎心率 <100 次 / 分，持续 5 分钟以上和（或）羊水Ⅲ度污染，或者在分娩过程中有明显的窒息史。

（2）出生时有重度窒息：Apgar 评分 1 分钟≤3 分，并延续至 5 分钟时仍≤5 分，或者出生时脐动脉血气 pH≤7.0。

（3）出生后 24 小时内出现神经系统表现，如意识改变（兴奋、嗜睡、昏迷）、肌张力改变（增高或减低）、原始反射异常（吸吮、拥抱反射减弱或消失）、惊厥、脑干征（呼吸节律改变、瞳孔改变、对光反射迟钝或消失）和前囟张力增高。

（4）排除电解质紊乱、颅内出血和产伤等原因引起的抽搐，以及宫内感染、遗传代谢性疾病和其他先天性疾病所引起的脑损伤。

第六节　新生儿败血症

1. 新生儿败血症的主要临床表现及诊断依据是什么？

答：（1）临床表现

1）一般表现：反应低下、嗜睡、不哭、不动、体温不升、体重不增等；足月儿体温正常或升高，早产儿常体温不升。

2）特殊表现：黄疸加重或减退后又复现，肝、脾轻度或中度大。

3）瘀点或瘀斑。

4）胃肠功能紊乱，有拒乳、呕吐、腹泻、腹胀。严重者可出现中毒性肠麻痹，表现为腹胀、肠鸣音减低。

5）呼吸系统表现：气促、青紫，重症有呼吸不规则或暂停。

6）休克表现：心动过速、心律失常和外周循环灌注不良，脉细速，皮肤发花，尿少或无尿，低血压，易发生硬肿症。

7）弥散性血管内凝血表现：呕血、便血、肺出血、皮肤出血倾向，如抽血后针孔渗血。

（2）诊断依据

确定诊断：具有临床表现并符合下列任意一项。

1）血培养或无菌体腔内培养出致病菌；

2）如果血培养标本培养出致病菌，则必须与另一份血或无菌体腔内或导管头培养出同种细菌。

临床诊断：具备临床表现且符合以下任意一项。

1）非特异性检查≥2项；

2）血标本病原菌抗原或DNA检测阳性。

2. 化脓性脑膜炎的临床表现及诊断要点是什么？

答：（1）临床表现如下。

1）感染中毒症状（无特异性）：如反应低下、精神面色欠佳、哭声弱、吃奶减少（拒乳或呕吐）、体温异常（>38 ℃或<36 ℃）、败血症表现（黄疸、肝大、脾大、瘀点、腹胀、休克）等。

2）中枢神经系统表现：①神志异常：嗜睡、激惹、惊厥、肌张力低下、抽搐（G^-菌更容易出现）、呼吸暂停、局灶症状；②眼部异常：两眼无神、发呆、凝视、眼球震颤、瞳孔对光反射迟钝或者大小不等；③颅内压增高：前囟紧张、饱满、膨隆、颅缝增宽。

（2）诊断要点：除与败血症相似的感染中毒症状外，另可有中枢神经系统表现。脑脊液常规化验结果符合化脓性脑膜炎改变：如白细胞升高，早产儿及足月儿均大于21×10^6/L；蛋白质升高，早产儿>1.5 g/L，足月儿>1.0 g/L；脑脊液葡萄糖含量下降，早产儿<1.0 mmol/L，足月儿<1.7 mmol/L（2016年急性细菌性脑膜炎诊治指南）。脑脊液经培养及涂片培养出细菌。

第七节　新生儿寒冷损伤综合征

1. 新生儿寒冷损伤综合征的临床表现及鉴别诊断是什么？

答：（1）临床表现如下。

1）低体温：体核温度（肛门内5 cm处温度）常降至35 ℃，重症<30 ℃。腋温－肛温差正常为正值或0，若小于−6提示休克。

2）一般表现：反应低下，哭声弱或低下，吸吮困难，全身及四肢冰冷，呼吸浅表，脉搏微弱。

3）硬肿：全身皮下脂肪聚集的部位均可出现硬肿、水肿或硬而不肿，触及如橡皮样。

4）多器官功能损害：早期可有一过性心率增快，随病情加重，体温降低，硬肿加重，可逐渐缓慢，严重时心率<100次/分，心音低钝、节律不齐，毛细

血管再充盈时间延长，微循环障碍表现，严重时可呈现休克、DIC、急性肾衰竭和肺出血等多脏器衰竭表现。

（2）鉴别诊断：应与新生儿皮下坏疽、皮下脂肪硬化坏死、新生儿水肿进行鉴别。

2. 新生儿寒冷损伤综合征的复温措施有哪些？

答：（1）轻中度（>35 ℃），可用缓慢复温法，置于 30 ℃暖箱内，以后每小时提高箱温 1 ℃，视情况调至 30~34 ℃，合理控制温度范围，以期在 6~12 小时内体温恢复正常。

（2）重症，多主张快速复温，可将患儿送入预热至比肛温高 1~2 ℃的暖箱内（不超过 34 ℃），开始复温，或辅助以温水浴（水温 39~40 ℃，每天 1~2 次），待肛温恢复至 35 ℃时，维持暖箱为适中温度。密切监测体温及生命体征。

3. 怎样预防新生儿寒冷损伤综合征的发生？

（1）加强新生儿护理，产房和新生儿室内温度不低于 24 ℃。

（2）新生婴儿立即擦干皮肤，注意保暖。

（3）加强喂养，补充热量。

（4）新生儿转运过程中应有合适的保暖措施。

（5）做好孕期保健，预防早产、感染、窒息、产伤等。

第八节　新生儿低血糖症

1. 简述新生儿低血糖症的常见病因和诊断依据。

答：（1）常见病因如下。

1）糖原和脂肪贮存不足：低出生体重儿包括早产儿和小于胎龄儿。

2）耗糖过多：新生儿患严重疾病如窒息、硬肿症、败血症和呼吸窘迫综合征等。

3）内分泌和代谢性疾病。

4）遗传代谢及其他疾病。

（2）诊断依据：静脉血糖低于 2.2 mmol/L 即可诊断。

2. 新生儿低血糖症的治疗方法有哪些？

答：（1）输注葡萄糖溶液。如血糖低于需要处理的界限值 2.6 mmol/L：患儿无症状，应静脉滴注葡萄糖溶液 6~8 mg/（kg · min）；如有症状，应立即静脉注射 10% 葡萄糖溶液 2 ml/kg，随后继续输注葡萄糖溶液 6~8 mg/（kg · min）。上述情况均需根据后续的血糖监测来调整葡萄糖溶液输入量。

（2）药物治疗。如经上述治疗不能维持正常血糖水平，可加用激素，如氢化可的松。持续性低血糖可加用胰高血糖素肌内注射，必要时同时用二氮嗪和生长抑素。

（3）病因治疗。积极治疗原发病。

第四章　呼吸系统疾病

第二节　支气管肺炎

1. 支气管肺炎的诊断标准有哪些？

答：（1）临床症状有发热、咳嗽、气促、呼吸困难。

（2）体征为肺部固定湿啰音。

（3）胸部影像学检查表现为双肺下野中内带可见大小不等的点状或小斑片状影，或大片致密影。

2. 简述心力衰竭的诊断依据及治疗原则

答：①呼吸突然加快>60次/分；②心率突然>180次/分；③骤然极度烦躁不安，明显发绀，面色发灰，指（趾）甲微血管充盈时间延长；④心音低钝，奔马律，颈静脉怒张；⑤肝迅速增大；⑥尿少或无尿，颜面、眼睑或双下肢水肿。具有前5项即可诊断。

治疗原则：吸氧，镇静，利尿，强心，应用血管活性药。

3. 支气管肺炎应与哪些疾病相鉴别？

答：支气管肺炎应与急性支气管炎、肺结核、支气管异物、支气管哮喘相鉴别。

第三节　支气管哮喘

1. 病例分析

（1）该病例病史是否完整，需要进一步获取什么信息？

答：该病史不完整，还需要补充如下信息。

1）是否有重症肺炎等呼吸道感染病史：有无支气管扩张、闭塞性支气管炎、囊性纤维化等疾病，以及原发性纤毛运动障碍。

2）有无异物吸入史。

3）有无先天性心脏病史。

4）有无早产史，有无呼吸机使用病史。

（2）儿童喘息的常见病因有哪些？

答：①过敏因素；②病毒感染；③细菌及其他微生物感染；④支气管发育不良、支气管异物、胃食管反流等。

（3）应进一步完善哪些检查？

答：①血常规、CRP；②胸部X线检查，必要时给予肺CT检查；③肺功能；④过敏原等。

2. 简答题

（1）儿童支气管哮喘的诊断依据、急性期治疗及缓解期治疗方法有哪些？

答：答案详见支气管哮喘章节。

（2）支气管哮喘急性期的临床分度是什么？

答：支气管哮喘急性期分为轻度、中度和重度。

第五章　先天性心脏病

第二节　常见的先天性心脏病

1. 简答题

（1）先天性心脏病如何分类？如何进行诊断？

答：先天性心脏病根据心脏左、右两侧大血管之间有无血液分流分为三类，即左向右分流型（室间隔缺损、动脉导管未闭、房间隔缺损）、右向左分流型（法洛四联症、完全性大动脉错位等）、无分流型（肺动脉狭窄和主动脉缩窄等）。根据病史及临床表现和心脏杂音特点多可做出临床诊断，进一步可做心电图、胸部X线检查、超声心动图确诊，必要时可行心导管检查协助诊断。

（2）先天性心脏病杂音与功能性杂音如何鉴别？

答：功能性杂音与先天性心脏病杂音的鉴别方法如下。

鉴别要点	功能性杂音	先天性心脏病杂音
年龄	儿童、青少年多见	不定
部位	肺动脉瓣区和（或）心尖区	不定
性质	柔和，吹风样	粗糙，吹风样，常呈高调
持续时间	短促	较长，常为全收缩期
强度	一般为3/6级以下	常在3/6级以上
震颤	无	3/6级以上常伴有
传导	局限，传导不远	沿血流方向传导较远而广
心脏大小	正常	常伴房室肥大

（3）左向右分流型先天性心脏病的共同特点是什么？

答：正常情况下由于体循环压力高于肺循环，平时血液从左向右分流而不出现发绀。当剧哭、屏气或任何病理情况，致使肺动脉或右心室压力增高并超过左心压力时，可使血液出现右向左分流而出现暂时性发绀，故也称潜在发绀型，如室间隔缺损、动脉导管未闭、房间隔缺损等。

2. 病史采集训练

答：小婴儿咳嗽、气促、发绀可以由不同系统疾病引起，主要由呼吸系统和（或）心血管系统疾病所致，故应重点围绕这两个系统询问病史。

（1）咳嗽、气促是否有诱因，运动（吃奶、哭闹）后出现还是安静状态下即存在，可反映疾病严重程度。咳嗽前是否有异物吸入史。咳嗽的治疗过程及后续病情变化。

（2）咳嗽、气促是否伴有喉鸣、鼻塞、喘息，若伴发上述情况提示呼吸系统疾病所致可能性较大。

（3）近期的咳嗽、气促是否伴有发热，以鉴别是感染还是心力衰竭肺水肿所致咳嗽、气促。

（4）近期出现的发绀特点，吸氧能否缓解。吸氧否缓解的发绀多为循环系统疾患所致，反之则为呼吸系统疾患。

（5）吃奶量，是否少尿，眼睑有无水肿、呕吐，明确是否存在心力衰竭。

（6）既往史：既往多次支气管肺炎和心力衰竭就诊史，有无明确诊断，治疗经过；有无药物、食物过敏史，有无手术、外伤、输血史及预防接种史。

（7）是否为足月儿，新生儿期有无呼吸道疾病史、吸氧史、机械通气史、先天性心脏病史等，喂养情况及生长发育情况等。

（8）家族史，母孕期体检有无异常及生后社区随访结果，了解是否有心脏异常可能。

3. 病例分析

答：（1）临床诊断为法洛四联症。

诊断依据：临床表现为青紫、蹲踞，发育落后。查体：胸骨左缘第 3 肋间可闻及 3/6 级收缩期吹风样杂音，肺动脉第二音消失。

（2）一般首选超声心动图检查可以明确诊断。

（3）X 线改变：心影大小属于正常范围，呈靴形，肺血管影显著减少，主动脉弓可能位于右侧，升主动脉通常扩大，侧支循环丰富者两肺呈网状肺纹理。对于明确诊断者，均应行外科手术治疗。内科治疗的原则是针对尚未进行外科手术治疗前的对症处理、预防及并发症处理。

第六章　小儿腹泻病及液体疗法

第一节　小儿腹泻病

1. 腹泻病的主要临床表现有哪些？

答：轻者有腹泻、呕吐、腹痛、腹胀等胃肠道症状，重者有发热、口渴、皮肤弹性差、眼窝凹陷、泪少、尿少、肌张力减低等水、电解质、酸碱平衡紊乱表现，进一步加重可有精神萎靡、烦躁不安、嗜睡、惊厥、昏迷、休克等全身症状。

2. 需与腹泻病鉴别的常见疾病有哪些？

答：需与腹泻病鉴别的常见疾病有生理性腹泻、喂养不当等粪便无或偶见少量白细胞者，细菌性痢疾、坏死性小肠结肠炎等粪便有较多白细胞者。

第二节　小儿液体疗法

1. 小儿液体疗法中常用液体有哪些？举例说明混合液配置方法。

答：小儿液体疗法中常用液体有电解质溶液和非电解质溶液。

（1）电解质溶液

1）生理盐水（0.9% 氯化钠溶液，NS 注射液）。

2）复方氯化钠溶液（林格液）。

3）碳酸氢钠（1.4% $NaHCO_3$）。

4）氯化钾

5）混合溶液

（2）非电解质液：常用 5% 或 10% 葡萄糖溶液。

例如配置 1/2 张含钠液方法为：5% GS 3 份 +NS 2 份 +1.4% $NaHCO_3$ 1 份。

2. 请制订中度等渗性脱水的补液方案（体重 10 kg）。

答：中度等渗性脱水的补液方案（体重 10 kg）如下。

补液总量	中度脱水按 120~150 ml/kg，补液量 150 ml/kg × 10 kg=1500 ml
补液种类	等渗性脱水用 1/2 张含钠液（如 3∶2∶1 液）
扩容	给予 2∶1 等张含钠液 20 ml/kg 于 30~60 分钟内静脉注射 20 ml/kg × 10 kg=200 ml，按 210 ml 计算 210 ml/3=70 ml 碱（1.4% $NaHCO_3$） 70 ml 碱（1.4% $NaHCO_3$）相当于 5% $NaHCO_3$ 17.5 ml+GS 52.5 ml 70 ml × 2=140 ml 盐 总结：GS 52.5 ml+ 盐 140 ml+5% $NaHCO_3$ 17.5 ml
快速补液	取总液量的一半（扣除扩容量）按 8~10 ml/（kg · h）的速度于 8~12 小时内静脉滴注完毕 累积损失量： 1500 ml/2−200 ml=550 ml 1/2 张含钠液（如 3∶2∶1 液） 550 ml/6=91.6~92 ml 92 ml × 3=276 ml 糖，92 ml × 2=184 ml 盐 92 ml × 1=92 ml 碱（1.4%$NaHCO_3$） 92 ml 碱（1.4% $NaHCO_3$）相当于 5% $NaHCO_3$ 23 ml+GS 69 ml 总结：GS（276 ml+69 ml）345 ml+ 盐 184 ml+5% $NaHCO_3$ 23 ml

续表

维持补液	给予总液量的另一半按 5 ml/（kg·h）的速度于 12~16 小时内匀速滴完 继续损失量 + 生理需要量： 1500 ml–210 ml–550 ml=740 ml 的 3∶2∶1 液 740 ml/6≈123 ml 碱（1.4% $NaHCO_3$） 123 ml 碱（1.4% $NaHCO_3$）相当于 5% $NaHCO_3$ 30 ml+GS 90 ml 123 ml×3=369≈370 ml 糖，123 ml×2=246 ml 盐 总结：GS（90 ml+370 ml）460 ml+ 盐 246 ml+5% $NaHCO_3$ 30 ml
见尿补钾	10% KCl 10 ml

第七章　小儿造血特点及营养性贫血

1. 病例分析

（1）病史是否完整，需要进一步获取什么信息？

答：需要补充如下信息。①有无失血因素，有无急慢性出血病史；②有无家族性溶血性贫血病史；③有无营养性缺铁性贫血及巨幼细胞贫血的临床典型特征，如有无异食癖、不规则震颤、感觉异常等表现。

（2）简述营养性缺铁性贫血的发病机制。

答：主要有 2 方面的影响（详见营养性缺铁性贫血章节）。①缺铁对血液系统的影响；②缺铁对其他系统的影响。

（3）本例应与何种疾病相鉴别？

答：①遗传性溶血性贫血；②急慢性失血性贫血；③再生障碍性贫血；④其他造血系统疾病；⑤全身疾病引起的贫血：如肾病、结核、消化系统疾病等。

2. 简答题

（1）营养性巨幼细胞贫血治疗时应注意什么？

答：有神经精神症状者，应以维生素 B_{12} 治疗为主，如单用叶酸反而有可能加重症状。

（2）简述营养性巨幼细胞贫血的临床表现。

答：详见营养性缺铁性贫血章节。

第八章　小儿泌尿系统疾病

第二节　急性肾小球肾炎

病例分析

（1）主要诊断是什么？

答：诊断为急性链球菌感染后肾小球肾炎。

（2）写出诊断依据。

答：诊断依据包括学龄儿，有前驱感染史，表现为水肿、血尿、蛋白尿，低补体，ASO增高。

（3）应与哪些疾病鉴别诊断？

答：鉴别诊断的疾病包括原发肾病综合征肾炎型、继发性肾炎、IgA肾病、急进性肾小球肾炎。

（4）主要辅助检查有哪些？

答：辅助检查包括24小时尿蛋白定量、腹部B超、抗DNA抗体、肾功能检查。

（5）治疗原则是什么？

答：治疗原则为采用综合疗法。低盐、优质蛋白饮食，休息；青霉素治疗，疗程7~10天。

第三节　肾病综合征

病例分析

（1）诊断是什么？

答：诊断为原发肾病综合征（单纯型）。

（2）写出诊断依据。

答：诊断依据包括可凹性水肿、尿蛋白（+++）、血压90/60 mmHg、血白蛋白20 g/L、胆固醇12 mmol/L。

（3）应与哪些疾病鉴别诊断？

答：鉴别诊断的疾病包括原发肾病综合征肾炎型、继发性肾病、IgA肾病、急性肾小球肾炎。

（4）主要的辅助检查是什么？

答：辅助检查包括24小时尿蛋白定量、腹部B超、血补体、肾功能检查。

（5）主要治疗药物是什么？

答：主要治疗药物为泼尼松，中长程疗法1~2 mg/（kg·d）。

第九章　神经系统疾病

第二节　化脓性脑膜炎

1. 化脓性脑膜炎的并发症有哪些？

答：化脓性脑膜炎的并发症包括硬膜下积液、脑室管膜炎、脑积水、抗利尿激素异常分泌综合征、各种神经功能障碍。

2. 化脓性脑膜炎、结核性脑膜炎、病毒性脑膜炎脑脊液的鉴别特点？

答：三种脑膜炎脑脊液特点的鉴别见正文表9–1–2。

3. 病例分析

病例1

（1）该患儿最可能的诊断是什么？

答：最可能的诊断为化脓性脑膜炎。

（2）请列出诊断依据。

答：①发热、呼吸道感染症状；②嗜睡、抽搐等神经精神症状；③四肢肌张力稍高，双侧Brudzinski征（+），脑膜刺激征（+）；④白细胞升高，提示细菌感染脑脊液；⑤检查细胞数显著升高，蛋白质升高，糖降低，提示化脓性脑膜炎脑脊液表现，故诊断成立。

（3）应进一步做哪些检查？

答：进一步检查包括脑脊液细菌培养、药敏试验，以明确病原菌，指导临床用药。

病例2

（1）该患儿最可能的诊断是什么？

答：最可能的诊断为病毒性脑炎。

（2）请列出诊断依据。

答：①发热、消化道感染症状（水样便一般提示病毒感染）；②神经精神症状；③脑膜刺激征（+）；④白细胞不高，淋巴细胞、单核细胞比例升高，提示病毒感染；⑤脑脊液检查细胞数大致正常，临床症状不重，故病毒性脑炎诊断初步成立。

（3）应进一步做哪些检查？

答：进一步检查包括血清学病毒抗体检查，以明确诊断，指导临床用药。

第四节 小儿惊厥

1. 病例分析 1

（1）该患儿最可能的诊断是什么？

答：最可能的判断是单纯热性惊厥。

（2）为明确诊断，还需要做哪些检查？

答：必要时做脑脊液检查、脑电图，排除中枢神经系统感染及癫痫。

（3）如何治疗？

答：采取抗惊厥、对症支持治疗。

2. 病例分析 2

（1）该患儿最可能的诊断是什么？

答：最可能的判断是复杂热性惊厥。

（2）诊断依据及鉴别诊断是什么？

答：诊断依据包括患儿年龄大于 7 岁；同一热程中抽搐 2 次；抽搐时间 15 分钟；抽搐时尿、便失禁；抽搐后嗜睡，有神经精神症状，复杂性惊厥成立。

鉴别诊断：①中枢神经系统感染，因患儿无神经系统表现，脑膜刺激征阴性，故不支持。②遗传代谢病，因患儿生长发育正常，皮肤无异常色斑，抽搐前无神经系统表现，家族无遗传代谢病史，故不支持。③癫痫，因患儿呈复杂性惊厥表现，抽搐前一般情况好，急性起病，故高度怀疑癫痫发作，需进一步做脑电图明确诊断。

（3）治疗原则是什么？

答：治疗原则是抗惊厥、抗感染、对症支持。

第十章 结缔组织疾病

第一节 风湿热

1. A 2.E 3.C 4.（1）A（2）C（3）B

第二节 川崎病

1. C 2.A 3.E 4.（1）B（2）D（3）B（4）E

第十一章 感染性疾病与小儿结核病

第一节 感染性疾病

1. C 2.D 3.A

第二节　小儿结核病总论、原发性肺结核、结核性脑膜炎

1. 单选题

（1）D　（2）A

2. 病例分析

（1）根据病史及脑脊液结果，最可能的诊断是什么？

答：最可能的诊断是结核性脑膜炎。

（2）主要治疗方案是什么？

答：主要治疗方案是全身抗结核治疗。

1）标准化疗方案：用 INH+RFP+SM 3 个月后用 INH+RFP 9 个月，再用 INH 6 个月。

2）短程化疗方案：用 INH+RFP+PZA+SM 3 个月后用 INH+RFP 9 个月。

彩　插

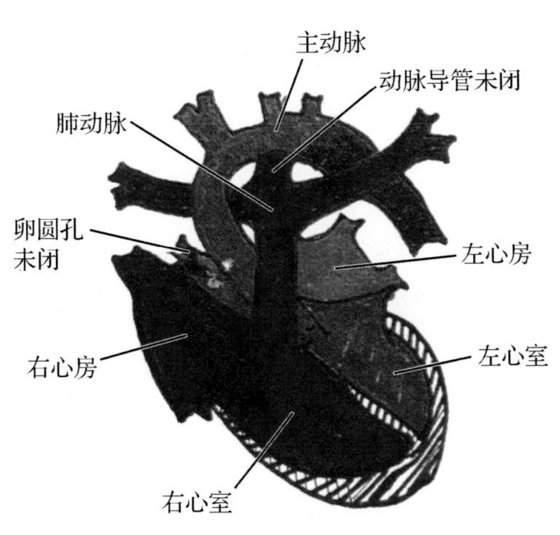

图 5-1-3　胎儿期血液循环

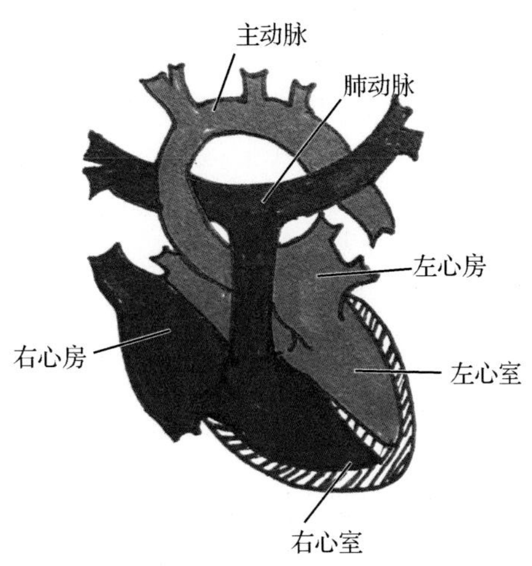

图 5-1-4　出生后血液循环

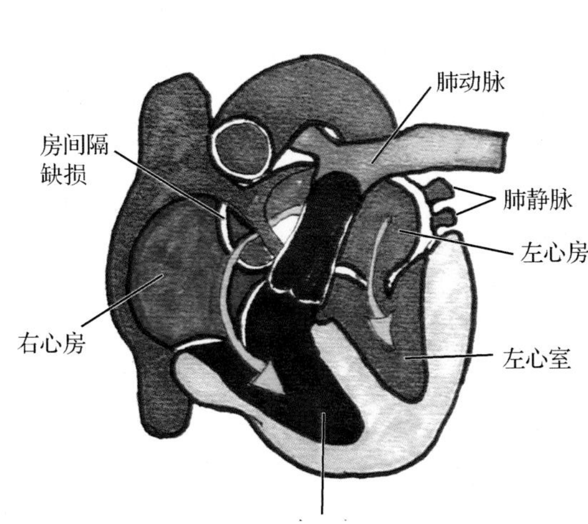

图 5-2-1　房间隔缺损示意图

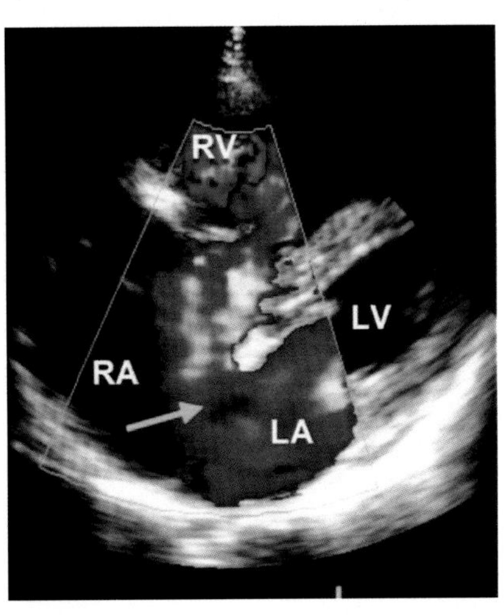

图 5-2-8　ASD 彩色多普勒超声心动图

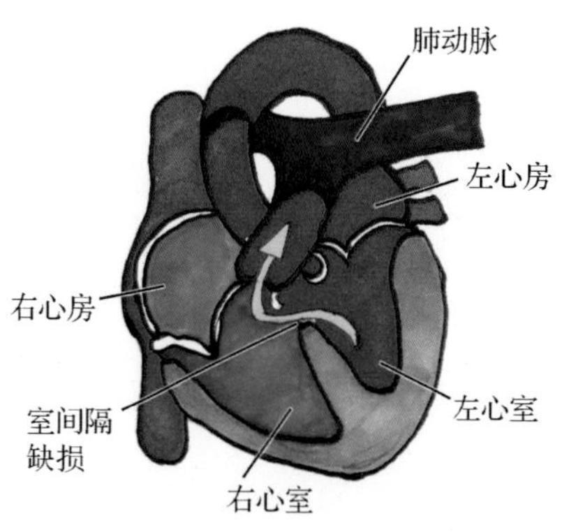

图 5-2-9　室间隔缺损示意图

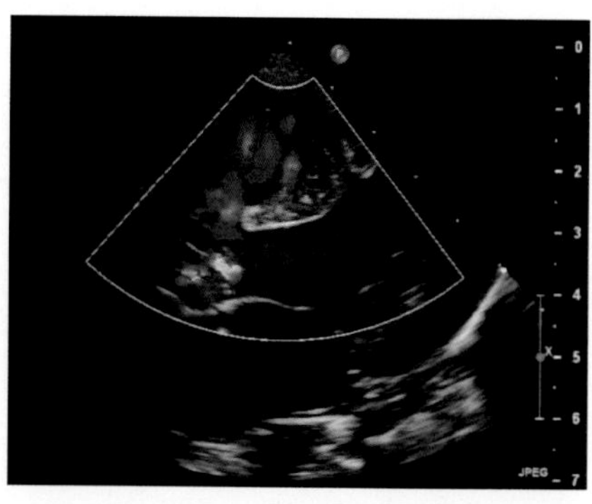

图 5-2-15　VSD 彩色多普勒超声心动图

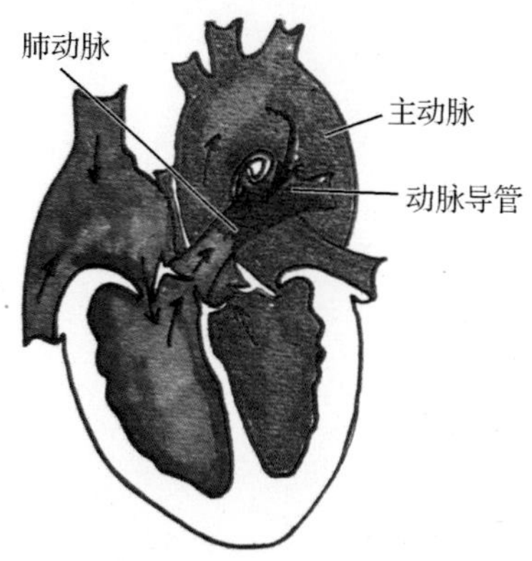

图 5-2-16　PDA 示意图

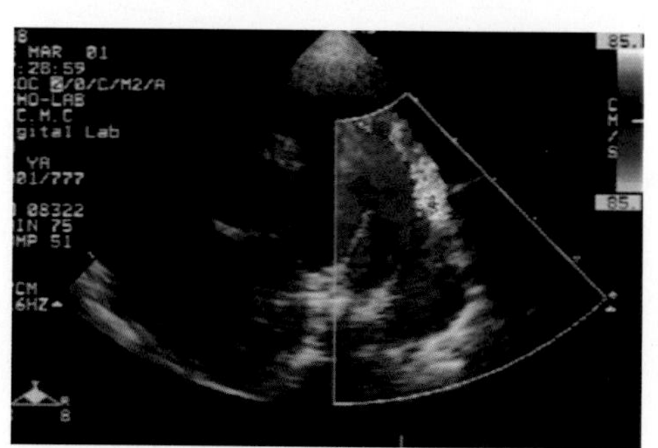

图 5-2-24　PDA 彩色多普勒超声心动图

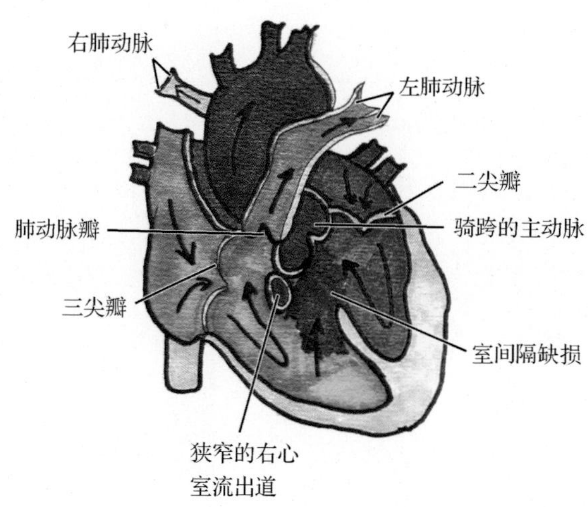

图 5-2-25　法洛四联症示意图

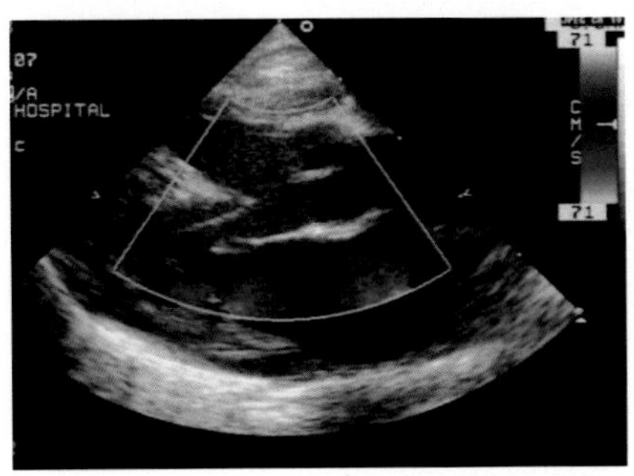

图 5-2-32　TOF 彩色多普勒超声心动图

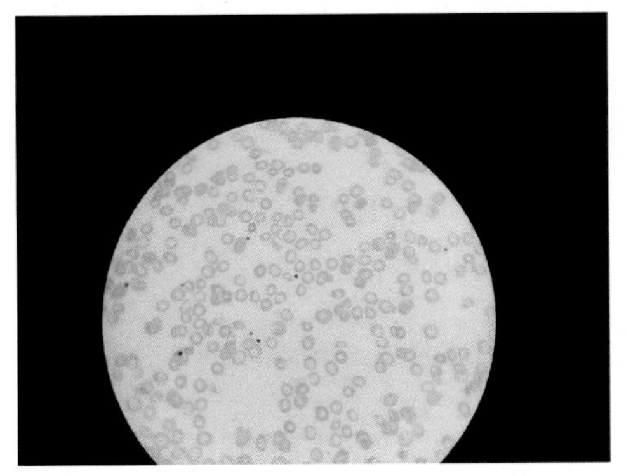

图 7-1-3　缺铁性贫血外周血涂片

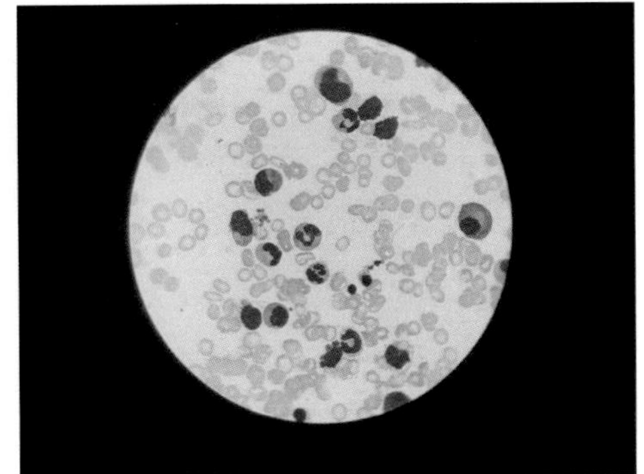

图 7-1-4　缺铁性贫血骨髓象

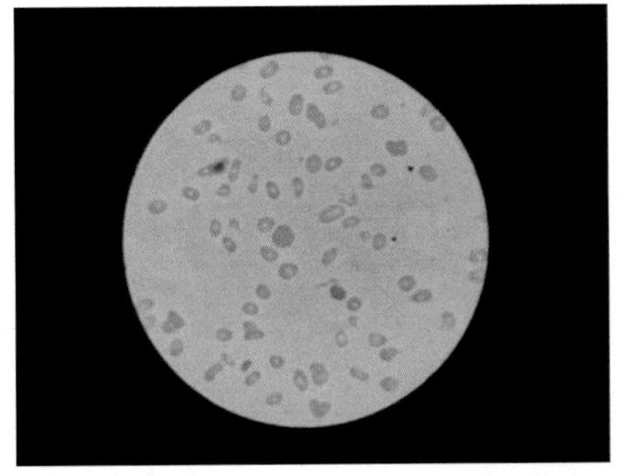

图 7-1-5　巨幼细胞性贫血外周血涂片

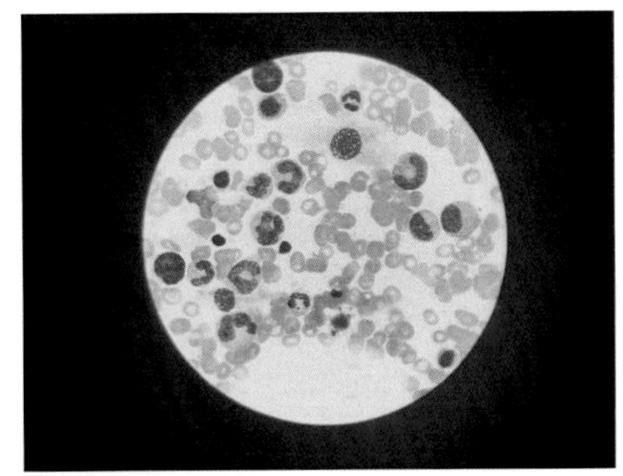

图 7-1-6　巨幼细胞贫血骨髓象